私こそ私の主治医

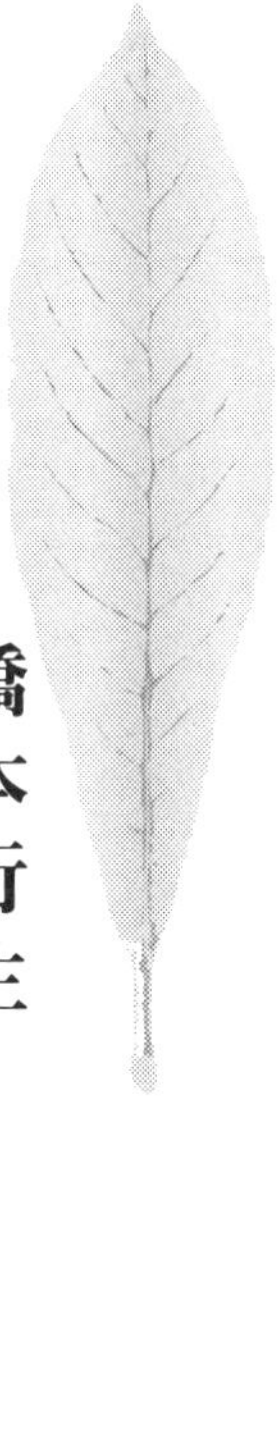

橋本行生
多々良克志 著

緑風出版

まえがき

一九二九年生まれの男の方である。九二年に右の尿管ガンで右腎臓と尿管を切除、その一年半後の九三年に膀胱ガンが発見されて内視鏡手術、その一年半後の翌九四年に膀胱ガンが再発して手術、その八カ月後の九五年に膀胱ガンの二度目の再発でそれぞれ同様の手術が行なわれている。次に再発したら膀胱を切除し、人工膀胱を用いなければならないところであった。

私共の所の初診は一九九五年である。以来、蓮見ワクチン（HB・M）の皮下注射、八味丸料エキスとサフラン一グラムの服用、メガビタミン療法、自然食の菜食等々をきちんと実践してこられ、二〇〇〇年になって足かけ六年になる。細胞性免疫能のリンパ球幼弱化試験PHA及びCon-Aの検査結果は、当初それぞれ二二六S.I.及び一九四S.I.と低値であったのがそれぞれ三六三S.I.及び三〇二S.I.と正常域に改善されている。膀胱ガンは再発しやすいが、この方の場合、三度目の再発は未だ認められていない。また、風邪をひきやすかったのが、ひきにくくなったと言われる。泌尿器科への定期的な通院は続けられている。

免疫という言葉は医学的には狭義に「リンパ球による抗原特異的識別を基盤とする事象」に限定して用いられる。従って我々が用いる「免疫療法」は厳密な意味では、蓮見ワクチンの抗原素材の成分を除けば、免疫云々というよりもＢＲＭ（Biological Response Modifier）＝生体防御修飾物質を用いる治療法というべきであろう。我々が言う「免疫療法」の免疫とは曖昧《あいまい》な意味のもので、免疫反応の発現を促すものをも含めた広義のものと理解していただきたい。

生体の応答（Response）を経て機能を発揮する薬剤群をＢＲＭと総称する。それ等のほとんどは生体防御機構のいずれかの構成因子、いずれかの段階に働いて機能を発揮する。我々が用いているＢＲＭは、動植物から抽出する成分である漢方薬やバイオブラン（アラビノキシラン）やビタミンＡ・Ｂ・Ｅ剤、ブドウ糖から合成したアスコルビン酸（ビタミンＣ）、牛の脾臓から抽出した脂質である蓮見ワクチンのアジュバント等がある。たとえば、このアジュバントは人間の体が本来持っている免疫力を活性化し、抗原の認識能力を高める作用があるという意味でＢＲＭである。

我々がやっているようなＢＲＭを用いる治療法を中心とした、いわゆる自然療法はこれを継続することが大切である。これらの治療法を健康法として生活の中に取り入れ息長く続けるためには、患者自身が病気の性質を知り、治療法の意味をよく理解していなければならない。そうすれば体験と体得によって患者自身が己れの主治医となることが出来、治りにくい病気をも克服することが出来、健康にもなり得るものと思われる。

私が自分の臨床の基本になる指針を得ることが出来たのは、二八歳と三八歳と四三歳の時の三度の大病を克服した体験に負うところが大きい。その体験をもとにして診療をつづけ今日に至る。

京都のロシナンテ社の月刊雑誌に、「子供の健康」についての連載執筆を私が依頼されたのは、三九歳の一九七四年の秋であった。その後「診療メモ」として、以来その連載は御蔭さまで通算三〇〇回を超えた。

執筆に際して己れに課し続けてきた目標は、「ハウツウものではなくものの考え方を重視し、自分の体験と思索に基づくものであり、読者各位のお役に立つものであること」等々であった。それはロシナンテ社の編集方針でもあった。

書かせていただいた原稿は、加筆追補し次々とまとめて単行本にし、『治療学への提言』（創元社一九七五年）をはじめとしてこれで八冊目となる。

ある範囲内の階層の人々しか診ていない私が、その限られた視野で、なるべく重複しない内容で前述の目標に向かって書き続けることは容易ではない。日々の臨床で出会う人々の背後に、内面に、如何なる問題が存在するのかをいつも考えていく。問題は限りなくあるようであり、それ等の事実をただ羅列してもあまり意味がない。事実は、出来るだけ普遍的な或るものの考え方によって整理され意味付けられなければならない。この、ものの考え方が最も重要である。それが独断と偏見に陥らないようにするためにも、自分が犯した失敗の検討は欠かせない。

永年、従順なる患者さんたちを取り扱ってきた或る老医師自身が下顎骨の悪性腫瘍の患者となって、親子ほど歳の違う若い医師たちの手に我が身を委ねたとき、医師たちが取り扱いやすい従順な患者となりきれなかったという。しかし人は権威と権力があっても、彼自身が患者になれば弱者となることに変わりはない。その弱者たる患者が如何にして自らの真の主治医になり得るか、その方法の手がかりなりとも読者が本書に見出《みいだ》して下されば幸いである。

『あなたこそあなたの主治医』はどこか他人事のような響きをもつが、もはや事態は他人事ではなく『私こそ私の主治医』である。紺屋《こうや》の白袴《しろばかま》で、医師自身もまた患者になる。金持ちで美食をすれば病気になる。また、貧しきが故に病気になる。人は総て患者になり得る。悪性腫瘍になる可能性は分子生物学上、この過密社会に人として生を享《う》けたる以上、何人《なにびと》も免れることは出来ない。

この危機感が、私の日常生活と臨床に根をおろしはじめてからまだ長くない。この危機感の存在と、それに対する危機管理（Crisis Management）が日常臨床の柱となっていなければならないと信じられる。

また、導入される介護保険という名の介護税を支払いながら、多くの人々はその恩恵に浴し難いことが予測される。今後の老人の未来を予測すると、それは甚《はなは》だ厳しい。老いる前に、早い段階から人は自らの健康法を確立し、生き抜く力を得ていなければならない。本書は多々良克志氏との共著によって成《な》った。

二〇〇一年三月

橋本行生

私こそ私の主治医●目次

私こそ私の主治医●目次

第二章　進行ガンと免疫療法――――――83

第一章　人はガンから逃れられない——ガンに備える生活術

1　人はガンから逃れられない
――だからガンに備える

健康法・治療には心理効果を活用する

脳血管性の痴呆《ちほう》に、頭痛や肩こりの治療に使われる漢方薬「釣藤散《ちょうとうさん》」が効くことが、三年がかりの臨床試験で分かったそうです。臨床試験は、厚生省の長寿科学総合研究の一環として一九九三年から寺沢捷年《かつとし》富山医科薬科大教授を班長に行なわれました。

試験では釣藤散と偽薬（プラシーボ）をそれぞれ、脳血管性の痴呆（中〜軽症）と診断されている患者約六〇人ずつに一二週間投与しました。医師も患者も薬が本物か偽薬か分からない二重盲検法を用いました。

その結果、「著明改善」「中等度改善」と効果が認められた患者は三八・二％で、偽薬の一二・五％に比べて明らかに高かったそうです。症状別に見ると、一ケタの足し算などの計算力、数字の配列などの記憶力をはじめとする精神症状は、三二・八％（偽薬七・九％）に改善がみられました。頭痛・肩こりなど自覚症状では、三六・二％（同一三・〇％）、起立・歩行・洗面など日常生活でも一四・三％（同二・二％）が改善しました。また投与期間が長くなるにつれて、偽薬に比べ釣藤散の有効率も高くなることが分かりました。

しかし、震えや運動まひなどの神経症状は四・八％の改善にとどまり、偽薬の四・三％に比べ、実質的な差はみられませんでした。副作用は、下痢と口が苦いという訴えの二件だけで、いずれも軽症だったということです。（一九九六年三月二二日『中日新聞』夕刊）

このようなプラシーボを対照とした無作為割り付け二重盲検法が今のところ、最も科学的な薬の効果判定法とされています。

ここで注目していただきたいのは、本物の薬を飲んでもわずか三八・二％しか効かなかったのに、偽薬により一二・五％もの効果が認められたということです。この中には、薬を飲まなくても良く治ったであろう自然治癒の例が含まれています。そして偽薬であっても、それを本当の薬、効く薬であると思って飲んだ心理効果によって良くなった例があるであろうということです。

この「治りたい」という人間の心理効果、すなわち偽薬効果を馬鹿にしてはいけません。こういう人間の精神作用は大切だと考えられます。我々はこの偽薬効果を逆に利用する。こういう心理作用があることを尊重して、その上でよい薬を患者さんに出す。そうすると薬の効果には拍車がかかってさらに一層よく効く。こういうふうな考え方を持っております。それで、医師から与えられる治療法を漫然と受け止めるのではなくて、よく理解して納得して受け止めることによって、治療法の効果、健康法の効果はさらに一層上がるということです。嫌なことはしてはいけない。納得いかぬ薬は飲んではいけない。薬には心理的な効果、偽薬効果がつきものです。これは常識です。薬には心理的な効果があるのはおかしい、と考えるのは間違っています。心理的効果があってこそ人間です。人間だからこそ心理効果がある。従って心理効果を使わない手はありません。この薬は良い薬だとつよく思えば思うほど、飲んで良く効く。逆に、信念がなく半信半疑で薬を飲んでも効き方が弱い。

それから、我々の基本的な姿勢でありますが、個々のハウツウものをとりあげるのではなく、考え方というものをとりあげていきたいと思います。私共は基本的なものの考え方に重点を置きたい。どういう薬がよい、この健康法がよい、ということを書いた本はたくさんあります。大抵、健康法とか病気治しの本といいますのは、各論的な知識を紹介するものが多く、ものごとの順序とか考え方を説くものは割と少のうございますので、そういうところに重点を置きたい。何事もよく理解して下さって、そして御自分がああなるほどと納得されたらいいわけです。従って、健康法というものはその人が気に入らなければならないのです。自分に合うものをやったらいいのであります。健康法にも人それぞれに相性があります。

そして次に大切なことは、それを継続することです。従って、副作用がないということが重要です。自分の性に合わんような、体に合わんような薬や健康法は止めた方がいいということです。そういう結論が出て来ます。

ガンは人類の遺伝病

ガンには他の病気とは全く異なるところがあります。人は誰でも、ガン患者にならないという保証が絶対にありません。私が脳出血にならない保証はありうるわけです。私は血圧は低い。タバコは吸わない。一所懸命頭を使い、手足を使って肉体労働もいたします。糖尿病にもならないと思います。体重は五一キロです。運動は毎日いたします。野菜は自給しており、たくさん食べます。動物性蛋白質は卵をはじめ毎日食べます。高い確率で私は恐らく糖尿病にもならないであろうと思います。ガンばかりは分からない、という代物《しろもの》です。

というのは、ガンは人類としての遺伝病だからです。「私の家系はガン家系です」、というのとは違う。人間として生まれてきたところの遺伝病ですね。人類の遺伝病です、というふうな把握をしたらいい。だから人間は、ガンにだけはならないという保証が無い。誰でもガンになり得る。ただ、なりやすいかなりにくいかの差はあるでしょう。タバコをたくさん長期にわたって吸えば、かなりの確率でなりやすい。しかしタバコを吸わなくても肺ガンにはなりますからね。

周りの人々が吸えばなりやすいのですが、周りの人々が吸わなくてもなります。何故かと言うと、大気が汚染されていますし、ガンが人類としての遺伝病だからです。私がヒトとして持っておりますす遺伝子群の中に、ガン発生遺伝子が存在しているわけです。これがあるからこそ、人間は突然変異を起こして進化してきました。ガンがあるからこそ、人間は進化してきたということです。

次に、人間が酸素を吸って生きている限り体内の活性酸素の発生は避けられない、という事実があります。活性酸素による遺伝子の酸化が突然変異をもたらし、ガン化のもとになるのです。

誰でもガンになり得る

ですからガンから人間は逃げられませんということです。我々はそういう意味でちょっと緊張するわけです。わたしもガンにはなり得るぞ、とこう緊張感をもっております。人がガンになることは避けられぬということから、ガンの征服はできるものではないと私は考えます。進行ガンの状態で発見される人々もあとを絶ちません。どなたも、御自分がガンにならないという保証はございません。そういうわけで、私がたくさんのガンの患者さんを診ておって、ガンは私とは関係のない他人事であるというような感じを持つことができません。心の底でね、わたしとは別の人種だと、自分はガンなんかにならん、こういう感覚がもてない。

そういうようなひとつの危機感を私は強く持っております。勉強してそういうふうな危機感をもつようになりました。私もなる。なったときどうするか、死ぬときどうする、死に際《ぎわ》をどうするか、そこまで考えるのは早とちりと言われるかもしれませんが（笑）。実はいろいろやっぱり考えます。

ガンという病気の流れ

普通の総合病院の内科医というのは、例えば乳ガンや大腸ガンを発見したら、外科に回します。そして、回された患者さんはそこで治療されて二度と内科には帰って来ません。外科で手術され、その後も術後の管理をしてもらいに外科へ通う。内科へはもう来ません。肝ガンや白血病の治療を内科でする場合は例外ですけど、ガン患者のフォローは大体外科がやっている。だから外科はガンの流れをよく知っています。

しかし外科には、手術した後の再発防止のためのシステムが出来ておりません。ですから外科は、検査しながら再発してくるのを待っているだけです。再発したらどうするか。良い手はありません。

また手術するといっても、そう繰り返して切れるもんじゃない。ですから、現実は惨憺《さんたん》たるものです。

その流れをずっと見ていてですよ、最後にどういうふうな治療をなさった方がどういうふうに苦しんで死んでいかれるか、どういう治療をしてきた人の臨終が安らかであるのか、次第にわかって参ります。すると、私だったらどういうふうにしたいか、自ずと結論が出るわけですし、それをまた皆さんにお伝えする義務もあるでしょう。ガンの発見と治療、そして再発から死に至るまでの一貫した流れ、この流れを知るということは大切であると思います。耳鼻科のガンから、肺ガンから、乳ガンから、肝臓ガン、大腸ガン、婦人科のガン、前立腺ガン等々と、全身を網羅するような体験が与えられているというのは、故蓮見喜一郎先生のおかげでした。

ガンは全身病――医療の専門化の弊害

故蓮見喜一郎先生という方は外科ですけど、婦人科の診察までしておられました。全身のガンを診るわけです。ガンというのは全身病であると考えて、外科内科というタテ割りの仕切りがないわけです。ひとりで全身のガンを診る。そして病気の流れを最後までずっと見ている。そうしますと、何か一つのガンに対する考え方が出来上がってきます。

私は蓮見先生のように手術反対、放射線反対、抗ガン剤反対ではありません。私は手術、放射線、抗ガン剤も場合によっては必要であると考えます。故蓮見喜一郎先生の発ガンのウィルス説やガンの診断の仕方には専門家たちの批判がありました。一人の医師が全科のガンの予防・診断・治療までを自分の視野に入れて仕事をしていくという姿勢があることを知ったのは、これは故蓮見先生のおかげでありました。

大学病院をはじめとする総合病院では、その病院で一番視野の広い偉い先生が玄関番をして、初診の患者をみてはどの科のどの医師のところへ行くようにと指導し、振り分けることが理想です。最初どこに行ったらいいか、患者さん自身に分かるはずはありません。その患者さんにとって一番適当なところに最初から行くことができて、適当な診断と治療をさっさと受けることができればよいのですが、やはり専門化すればするほど、そこのところがうまくいきませんので、残念なことです。お互いに自分の狭い専門領域の医学しか知らない、視野の狭い医師が増えています。

もういっぺん繰り返しますと、薬の効果には心理作用があることからして、自分の精神力が非常に大事だということを知る。はったいの粉でも信念をもって飲めば、それが効果を現わすものである。だから、本物を信念をもって飲めばなおのこと効く。これがひとつ。それから、ガンは人類としての宿命。自分はガンにならないという保証はない。生活の中にそういう緊張感が要《い》るということですね。これは危機管理(Crisis Management)の思想です。

ガン患者は放《ほ》ったらかされている

ガンには流れがある。流れがあるといいますのは、一朝一夕にはガンはできてこないということです。五年一〇年と長い歳月を経て、肉眼でわかるような腫瘍となって現われて来ます。そして、外科なら外科の先生が手術します。ガンが発見されるまでは完全に患者自身の問題です。そして自分で自分を放ったらかしにしています。それでガンになり手術した後、大体再び放ったらかしです。何もしない。前と後は放ったらかし。放ったらかされているんだ、という認識を持つことが大切です、人は。手術してもらったあと二週間にいっぺん、一月のうちいっぺん外科の先生のところに行っとれば、何か面倒みてもらっているという安心感はあるわけですけれど、再発していないかどうかの検査をされているだけ。実は放ったらかされているのであります。

ガンは再発したら、ものすごく悪い条件下の治療となります。ガンというのは初発が勝負、第一回目が。いつも申し上げますけれども、第一回目の手術、第一回目のお薬の使い方が勝負です。で、あとは二番煎じになるわけです、再発は。非常に条件が悪い。手術しにくい、薬は使いにくい。効く薬はもう最初に使っておりますから、二番手、三番手の薬になります。だから後は非常に条件が悪い。にもかかわらず再発するまで何もしないで、再発防止の治療は放ったらかされているわけですね。こういう現実の真相を知らないかん。本当のところは放ったらかされているんだということ。で、自分がしっかりしなければならない、とこうくるわけです。

ガンになるまで、普通の人は予防法を何も講じません。いろいろあるんだけどしない、知らない。ということは、危機感がない。ガンには誰でもなり得るのだということを知らない。だから手術するまでの前半は放ったらかし。手術後も放ったらかし。真ん中のところの手術だけちゃんとしてもらう。というのが実情ですね。それが医療というものだと思わされている。

自分はガンの予備軍の一人であると考えることができたならば、やっぱり何かしっかりやらなければならない、とこう思う次第でございます。

万人共通で行なうべき治療法

それで、考え方です。まあこういう風に積み木細工式に考えてみます。物事はこのような積み重ねであるということです。一番下に基礎があってですね、これがまあ私たちのすることであって、それに積み重ねていく（図1）。

普通は上の三つ（図1の③④⑤）が治療だと思っているわけです。しかし、下の二つ（図1の①②）が大事な基礎です。基礎的なこの二つは手術不能の手遅れの人も、手術をした人も、ガンになっていない人もしなければならない予防法です。それは手遅れの人にとっては、安らかな死に方をするために必要ですし、いっぺん手術をした人は、再発防止のためにしなければなりません。手術、抗ガン剤、放射線を拒否する人もしなければならないこと、つまり万人共通のものであります。これらは万人共通の基礎的な事項であるという考え方、そしてそれらの上にはじめて、医師の手中にある③④⑤の治療が存在するものであるというようなものの考え方を私はしております。

よく「噛む」ことの効用

具体的に考えてみます。最初は「噛む」ことです。唾液の問題です。唾《つば》というのは、発ガン性のある物質のその働きを打ち消す効果をもっております。私たちはなるべく無農薬の野菜を食べる、無農薬の野菜とか米とか、まあ何でもいいですわ、他に、肉だったら添加物の入っていない飼料で育てた肉、魚も養殖物は食わんとか、鶏卵も放し飼いのものを求める、とある程度努力をします。

図1　ガン予防・治療のピラミッド

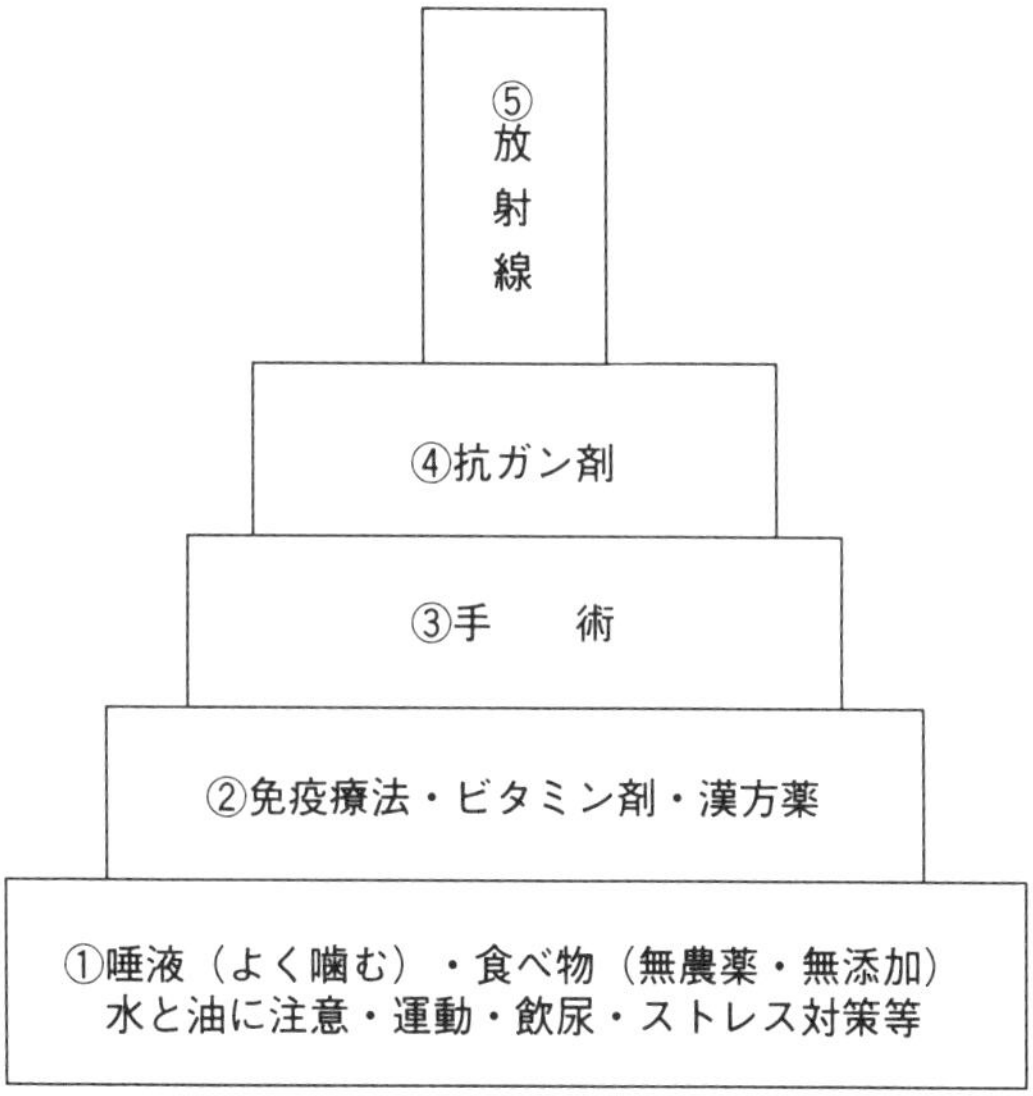

添加物、化学薬品が混入されていないものを食べるようにするのですけども、どんなに努力をしても、一〇〇パーセント無化学肥料・無農薬の野菜の中にも、発ガン性のある物質がたくさん含まれているわけです。天然の物質の中にも発ガン性のあるものが夥《おびただ》しく存在しています。ですから、自然食品を食べることで事足れりではありません。

あるとき、「自然食品だけを一所懸命に食べてきたのに私、手遅れの大腸ガンです」と言うておいでになった方がありました。無農薬の野菜、米等々を一所懸命追求してきたにもかかわらず、この有り様です、と。そういうもんであります。

それでです、天然の物質の中にあ

る発ガン物質から身を守る方法は唯一唾液であります。

唾が最大の効果を発揮します。食べ物が口に入る、噛む、すると唾液の中の有効成分が、発ガン物質の発ガン性を消してしまうことがわかっています。微生物に突然変異を起こさせるものを変異原といいます。この変異原性と発ガン性は非常によく相関しています。

図2は、各種の発ガン物質の発ガン性が唾液によって大幅に減少することが示されています。我々にとって欠かすことができないのは唾液です。唾液を出すためにはよく噛むことです。ですから、食べ物をよく噛まずに早食いしてはいけません。極端に言うたら、少々危険な食べ物であっても噛めばいいじゃないか、ということになるかもしれん。ですから、これをないがしろにすることは、一番初歩的なミスですね。食べ物をよく噛まないということは初歩的ミス。歯が悪いなら歯を治す。歯科医が下手なら上手な歯科医を探せということです。そんな歯科医の段階でモタモタしてはいけない。

それで、どういうふうにしたらいいかと言いますと、箸の枕を食卓の上に置きます。食物を口の中に入れましたら、箸《はし》を箸の枕に置くような習慣をもつといい。箸をいったん置いとく。置いときますとよく噛む。箸を握っておりますというと次から次に箸が動いて、食物を食べ続けてよく噛まない。だから箸の枕が要る。こういう習慣を確立することですね。習慣の確立。そしてまあ、噛む回数にはこだわらない。そんなこと考えていたら面白くない。よく噛むことを習慣化して、できるだけ噛めばいいわけです。箸を置き、手ぶらにしとく。食物を口中に入れるたびに箸を置けば、自然によく噛む。

図2　発ガン物質に対する唾液の毒消し効果

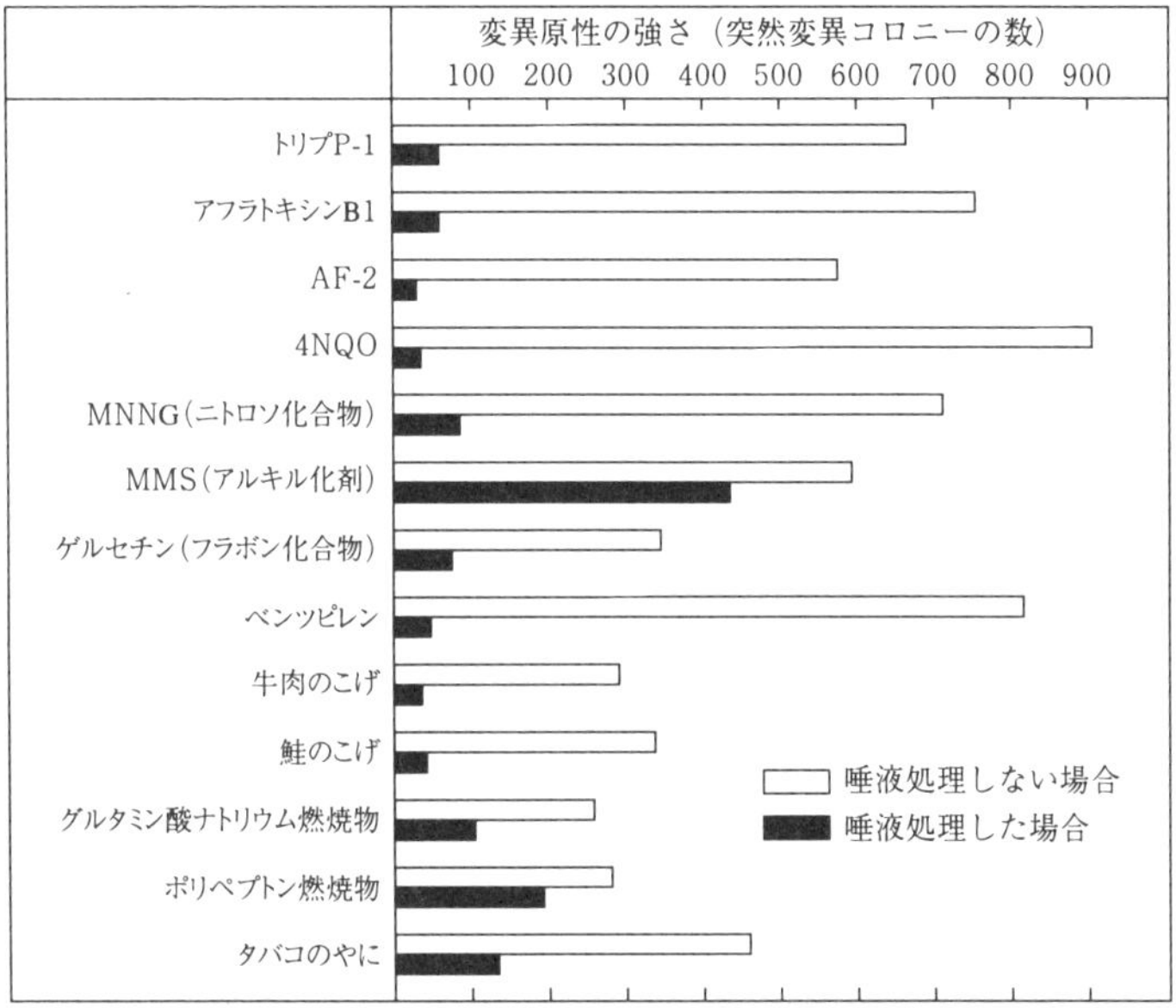

出典）西岡一「あなたの食卓の危険度」農文協、1985年

酸化油を避けることがポイント

それから水。水の中にもいろいろな有害なものがたくさん入っておりますから、水はご承知のように貯水タンクに入れてある活性炭で不純物を吸着させて用います。浄水器の中に金だとか銀だとか入れて付加価値を付けて、値段を高くしてあるものがありますが、そういうのはいらない。一番安い簡単な活性炭だけで十分です。

あとはご承知。玄米食や無農薬野菜等々。うちに来ておられる方は、そういう食生活を長年にわたって実践しておられる方々ばかりです。したがって、ここで私が屋上屋《おくじょうおく》を重ねるようなことを言う必要ありません。

問題は食用油です。これもよくご承知です。精製油とそれによる加工食品はつよい発ガン性を帯びております。一般の精製油は、最も危険なものです。ですから、油ものを余り考えなしに食べれば、それは発ガン物質を食べているのに等しい。従って外食する場合には、コロッケ、エビフライ、トンカツ、いなり寿司、きつねうどん等々は避ける。わが家で油ものを作る場合には、正真正銘の一番搾《しぼ》りの未精製の油を使うようにすることです。油が目玉です。この食用油の問題をはずした健康法はピントがはずれます。未精製の食用油をどこから買えばよいかということは、別途ご紹介しております。

運動は毎日しなければ有害

それから次は、運動であります。毎日適度な運動をするということが大切です。時々する運動は、かえって有害だそうです。体内でのスーパーオキサイドという活性酸素の発生が増加して、かえって有害となります。しかし、年がら年中続けて運動をしていますというと、そのスーパーオキサイドを消去するところの、スーパーオキサイド・ディスムターゼ（ＳＯＤ）の産生が促進されて対応していくという、生体の反応の存在が知られています。

ですから、運動をするならば毎日する。何でも継続が大切です。週に一ぺんだけ水泳をするというよりも、毎日簡単に出来る速歩の方がよいと思われます。速く歩けばいいわけです。歩くときには足の拇指に意識して力を入れます。そのうえで時々山に登ったり、水泳をしたりするのはよいでしょう。

予防と治療は共通――抗酸化物質の摂取を

図1の①は皆するわけです。広義の免疫療法である①の基礎的な生活の上に、②の狭義の免疫療法があります。免疫療法には、広い意味の免疫療法と狭い意味の免疫療法とあります。狭義の免疫療法は誰にでもは出来ません。どうもないのにこの②をする人は、かなりガン予防の認識のレベルの高い人です。費用がかかります。ビタミン、漢方薬、蓮見ワクチン。

ガンの有力な原因が遺伝子の酸化にあるということがこの頃は周知の事実になっております。遺伝子の酸化を防止するための酸化防止剤として、ビタミンC・A・E・B、そういうものを摂ることがすすめられています。ビタミンC（アスコルビン酸）というのはブドウ糖の系統で、非常に単純な物質です。色素類がそれに加わります。お茶とかサフランなどの浸出液の色素類がそれに加わります。鮮やかな色。この頃はイチョウの葉の製品なんかも売り出されております。イチョウの葉の黄色は、フラボノイドという無数の物質の集まりです。だからビタミン剤だけ飲んでいればいいのではなくて、天然の色素類をたくさん摂る。ビタミンAの前駆物質、βカロテンというのも赤い色素です。

私は毎日お茶を飲みます。ただし、食間にです。それもやっぱり飲みながら、ああこれも薬だ、美味しい薬だ、と思うて意識して飲んでいる。ただ飲んでいるのではなくて、これで大腸ガンの予防をしている、胃ガンの予防をしている、と思っている。お茶は胃ガン、大腸ガンの予防になります。熱いのを飲みますと食道ガンになりやすいので、あまり熱いのはやっぱしいけません。

ビタミン剤をはじめとして抗酸化剤の飲み方は、①単品ではなく複数のものを、②食事といっしょに、③化学薬品ではなく天然物として摂ることが大切です。近頃、ビタミンの摂りすぎは有害であると盛んに言われていますが、これはCならCの単独摂取の場合です。

抗ガン剤は発ガン剤

これから先の図1の③④⑤は、もう手術・抗ガン剤・放射線は、予防ではありません。予防のために手術しましょうか、抗ガン剤を飲んで下さい、そんな馬鹿な話はない。ところがあるのです。もう大腸ガンを切ってどうもないのに、予防で抗ガン剤を六年飲みなさいといって出しつづける医者がおるわけです。大腸ガンの手術をした後です。肝臓にも転移しておりません。大腸にもガンはありません。しかし、予防のために抗ガン剤が投与されつづけている。そういう馬鹿なことが堂々とまかり通っています。患者さんは抗ガン剤を捨てて飲んでいませんが、再発したときに世話にならなくてはならないので、医師のところには通いつづけます。出された高価な抗ガン剤は捨てられつづけています。

抗ガン剤は発ガン剤の性質をもっていますから、抗ガン剤でのガンの予防ということは理論的にあり得ません。抗ガン剤で予防は出来ない。抗ガン剤は、ガンそのものをやっつけるだけ。予防にはならない。何故かといいますと、抗ガン剤というものは、ガン細胞の遺伝子を破壊し細胞が分裂増殖できないようにし、殺すところまで効果を発揮すれば成功です。ところが、抗ガン剤がガン周辺の正常細胞の遺伝子を中途半端に傷つけて、突然変異をおこさせます。細胞は死なずに半殺しで生きている。その細胞に生じた突然変異によって、それがガン細胞に変身していくことがあり得ます。抗ガン剤でガンができたって、ありゃあもともとガンだということで、こんな話は掘り下げられにくい。しかし実際は、抗ガン剤を投与しながらガンができている可能性があるわけです。理論的にはありうる。ガンの患者にガンが出来るのですから、証明が非常に困難です。それが単なる再発か抗ガン剤による発ガンかはわかりません。

ですから抗ガン剤の使用は最小限であり標的療法であることが望ましい。全身投与は危険です。手術してガンはもはや無いのに、何年も抗ガン剤の投与が健康保険で認められるということは、本来なら許されません。それをレセプトで保険請求をしたら、本来そのレセプトは否定されるべきですけど、それが通る。それが通るのはやはり製薬メーカー本位の健康保険制度であることの一つの証拠です。まあとんでもない話です。

とにかく抗ガン剤は、予防に用いてはいけません。

抗ガン剤・放射線の副作用を防ぐには

で、この図1の③④⑤が治療の全てではない。これを強調したいわけです。一般にはこれらが全てであるかのごとく思われています。しかし、下に二つの基礎がある。下の①②をした上での手術・抗ガン剤・放射線だ、と言いたい。下の①②の二つなしに上の③④⑤をすると、副作用が起き易いです。事実そうです。しかし下の①②を一所懸命やっている人は、抗ガン剤の副作用が非常に少ないです。病院に持ち込んで注射する（蓮見ワクチン）、ベッドの上で食事と一緒にビタミンC・E・Aを飲んでいる、そういう人は副作用が全然少ない。それにはもちろん科学的な理由があります。あるけれども、未だ日本の病院では一般には行なわれていない。非常に残念な話です。私らのこの、ものの考え方、下から①②③④⑤と積み重ねてやる方が正しいのであるという考え方は、遠からずどこでも行なわれるようになるでしょう。

あなたこそあなたの主治医

で、この下の①②の二つは医者がするのではなくて患者自身がすること。そこが大切なところです。患者さんに治療の主導権を握ってもらって、患者さんが主治医になる。「あなたこそあなたの主治医」という考え方をもっているわけです。私にとってはこれが至極当然のものとして考えられるんです。これらは患者さんがする。その上であくまで上の③④⑤は成り立つ。①②の上に③④⑤が乗っている。

①②なしで③④⑤をしますと、トラブルが非常に発生する。広義の免疫療法というのは抗ガン剤の副作用をよく防ぎます。同じように、例えば入院して六人部屋なら六人部屋に寝ている。まあ病気は多少違うでしょうけど。そして、大体皆、抗ガン剤を手術後に注射されている。すると、基礎療法の①②をやっている人は、その人一人だけ髪の毛がなかなか抜けないとかですね、元気にしているとかの差がみられます。不幸にして病気が治らず、ガン腫は大きくなってくる。しかし痛くない。ちゃんと物も食える。また、相当最後まで自宅で家族と普通に暮らすこともできる。いよいよ

衰弱して足腰立たんようになったときに、やっとホスピスに行きましょうか、ということが可能です。この下の基礎的な二つ（①②）をやっていれば、こういうことも可能です。

この下の二つのものは、健康保険のシステムの中に入っておりません。健康保険以外に自費で買わねばならない分もあります。こんなのはみな自分の生活そのものですからね。ですから、病院の中では行なわれない。医者はもちろん指導しない。また知らない。患者さんも自然に、このような基礎療法があるという考え方を持つことが出来ないでいる。しかしガンの一次予防というべき、このような基礎療法があるという考え方がもっと広く行き渡れば、ガンの患者さんは間違いなく減る。私はそのように思っております。

下の①②の二つは誰がするのでもない、自分自身がするしかない。それをどこで手を抜こうか、どれだけ理解して一所懸命するか、それは皆さん次第であります。主治医は患者さん自身である、ということにどうしてもなります。私はこの歳になってますますそのように確信をもっておるわけです。それで私自身は繰り返し申し上げましたように、自分もやがていつかガンになるかもしれないと考え、下の基礎的な①②をやって、まあ自分の小便を毎朝一回は飲み続けているわけです。

タバコ、排気ガスと肺ガン

タバコを吸うと煙の異物に対して、肺のマクロファージという貪食細胞がスーパーオキサイドという活性酸素の毒ガスを出して攻撃します。次に、スーパーオキサイドは過酸化水素に替えられます。

マクロファージによるこの内因性の過酸化水素発生に対し、タバコの煙自体がタバコの葉のポリフェノールを素材として大量の過酸化水素を含んでいます。これが外因性の過酸化水素です。これら内外両因による過酸化水素は肺の細胞膜を通過し、細胞内に微量に存在する二価鉄イオン等の触媒作用により、最強の活性酸素ハイドロオキシラジカルを生じこれが遺伝子ＤＮＡを切断し、発ガンに至ります。

タバコを吸わなくても、ディーゼルの排気ガス中に含まれる重金属の微粒子が肺に吸い込まれ、二価鉄イオンと同じ触媒となって、発ガンを助長させます。

慢性の炎症がガン化しやすい

それからもう一つ知っておいていただきたいことは、慢性の炎症がガン化に進んでいくということです。具体的な例を言いますと、慢性副鼻腔炎《ふくびくうえん》というのがあります。いわゆる蓄膿症《ちくのうしょう》ですね。これは副鼻腔ガンになる。上顎洞《じょうがくどう》ガンです。それから、慢性喉頭炎《こうとうえん》。声がしゃがれてガラガラ声。慢性喉頭炎が喉頭ガン。それから有名なのは胆石。胆石は慢性胆のう炎を伴い胆のうガンになる。Ｃ型肝炎、Ｃ型の肝硬変、Ｂ型肝炎、Ｂ型の肝硬変などのウィルス性肝炎が肝臓ガン。慢性膵《すい》炎が膵臓ガン。胃炎、慢性胃炎が胃ガン。慢性前立腺炎が前立腺ガン。等々ですね。慢性××炎はガンの予備軍です。

慢性の炎症があるということは、そこで喧嘩《けんか》がおこっているわけです。その喧嘩というのは、外から菌やウィルスが入ってくる、胆石なら石がここにある、それに対して体が戦いを仕掛ける。反応する。異物が有りますと戦いを仕掛けていくわけです。それが生体というものです。スーパーオキサイドという活性酸素を出して仕掛けていきます。スーパーオキサイドは一種の毒ガスです。体が毒ガスを出して、肝炎ウィルスや、胆石に仕掛けていく。石は異物ですからいつもこれを破壊しようとスーパーオキサイドを出して仕掛けていくわけです。しかしいくら仕掛けてもびくともせん、石は石です。そして、自分自身の胆のうの壁の細胞がずっとやられていきます。胆のうガンは、発見された時は大体手遅れです。だから単なる胆石の段階で手術して摘出しておけばよいとされています。

慢性の炎症のあるところでは、生体は自ら出すスーパーオキサイドによって返り討ちにあってガン化していきます。ですから慢性の炎症があれば、これはガンにならないうちに治した方がいいわけです。慢性の炎症をそのままいつまでも持っておったらいかん。必要ならば抗生物質を使ってもいいです。慢性というものは、なかなか治りにくいですよ。だから慢性と言うのです。だいたいその、理由があって治りにくいわけです。例えば副鼻腔や前立腺は密室です。飲んだ薬はなかなか到達しません。密室だから深い所にあり、薬が到達しにくい。ですから、抗生物質の静脈注射です。何もそんな、慢性前立腺炎で静脈注射してくれる医者はいないでしょう。しかし静注は効きます。蓄膿症ならば、十薬《じゅうやく》の臭《くさ》いのを直接、鼻の中に押し込めばよい。

ウィルス性肝炎にも免疫療法

ウィルス病の治療法の原則はワクチン療法です。ウィルス性肝炎は相手がウィルスですから、抗生物質の静注療法はあり得ません。免疫療法としてインターフェロン療法がありますけれども、本当にあれでいいのかどうか分からないと私は考えています。ウィルス性肝炎に対しても、基礎療法の①②が大切です。そういうわけで蓄膿症があったら、十薬《じゅうやく》等の生薬を用いて治療する。慢性前立腺炎があったら、三黄瀉心湯《さんようしゃしんとう》などの漢方薬で治療する。ウィルス性の慢性肝炎、肝硬変だったら肝臓ガン予防の免疫療法をいたします。ウィルス性の肝炎、肝硬変の人でガンになっていない人でも最初から、ガンの免疫療法をするのです。それでもなおガンは発病いたします。それでもしないよりはましです。肝ガンは治療しても次々と再発いたします。しかし免疫療法をやっていれば、再発する間があくとか、再発しにくいというメリットはあるように私は思っております。

とにかくあらゆる手を打って慢性病を治すようにする。そのためにはもちろん①が必要。①抜きの②はないわけです。①②抜きの③④⑤（図1）はない。こういう考え方でございます。

ストレスも発ガン要因

ストレス対策ですね。ストレス対策をご一緒に考えてみようかと思います。

ストレスというのが我々にはあるわけです。例えば私だったら患者さんのこともストレスです（笑）。やっぱりね。それから、家族のこともストレスになり得るわけです。こう言うたら世の中皆ストレスの種ばかりで、どうにもなりません。これではいけません。

従って、ストレスの原因になるようなものがあっても、それを何でもないものにしてしまう、逆に感謝する方に切り替えてしまう、ストレスをひっくりかえす方法が必要になります。どうしてひっくりかえすかですね。私たちの心は不思議なものでありまして、感謝しますと心は楽になるものです。今日、Yさんがお見えになりました。この方は偉い人でしてね。この方は元々偉いので、今日に限ったわけじゃありません。今、お姑さんをみておられるそうですけれど、ご自分は再発ガンと闘っている患者さんですから、お姑さんがまあ言うたらストレスの対象になってもよいわけです。お姑さんは寝たきりです。ご自分も患者です。ところが、このお姑さんがおられるお陰で自分は張り合いがあって生きられる、こう思うてやっておられる。おばあちゃんに感謝しておられるのです。ですから寝たきりのお姑さんの介護がストレスになっていない。

例えば成人したわが子が親の干渉に対して反抗する（笑）。二〇を過ぎれば本格的に反抗するのは当たり前です。それに対して私が、なにくそこの野郎、と思うとストレスになります。しかし、ああ私の言い方が悪かったと、出方がわるかった、父として権力的・高圧的な言動をしたのが間違っておった、とこう反省する。そうすると、ストレスは取れてしまいます。

まあ患者さんがストレスと言いましたけど、この人達のお陰で私は食べさせてもらい勉強もさせてもろうとる、有り難い。こう思うたらね、ストレスはなくなる。ですからストレスというのは、それを自分の精神生活にとって非常に有益なことなのだ、と思い直せる人生観を持つことが出来たら、ストレスを感謝にひっくり返すことが可能なわけです。そうしていきませんというと、ストレスだらけでしてな、この世は。

ストレスというものは不快感です。嫌なものがあると生体は、それに対してウワッと立ち向かいます。体内ではスーパーオキサイドという活性酸素の発生が増えます。それが長く続くとガンが発生しやすくなる。自業自得です。だから私たちも毎日の生活で、いかにこのストレスを感謝に転換できるか、その方法を確立出来るか否かが、大体長生きできるかどうかの分かれ目かもしれません。私がもっと歳をとって元気にしておれば、大分はっきりとしたことが言えますけれど。

人生の先輩に学ぶ

私の伯父はいま九六歳ですが、庭作業が出来ます。心穏やかな人ですね。怒りません。人の悪口を言いません。朝早く起きて神棚に参り、そして外に出て一時間位歩くそうです。寝床の中で手足を動かす、操体ですね。食べ物はよく噛む。梅酒のようなものをちょっとぐらい飲むそうですね。そしてしゃぶしゃぶが好きらしいです。完全菜食は必ずしも延命につながりません。

それからもう一人。この方は八六歳ですが、田畑をつくっておられます。眼鏡はいらない。耳もよくきこえる。ふつうに自動車の運転をしておられる。その方の同級生で、もう自動車を運転している人は一人もいないそうです。私はその方のお力を借りて稲刈りをします。五〇キロぐらいの籾俵《もみだわら》も担いで下さいます。質素な家に住んでおられます。そのお宅に行きますと、玄関に「恕《じょ》」という一字が額に掛けてあります。顔はいつもにこにこしておられる。「宥恕《ゆうじょ》」という熟語があります。この「恕」という字には、相手の身になって思いやる、相手を広い心で許すという意味があります。この漢字は、今はあんまり使われません。使われんということは、こういう行ないが流行《はや》らんということですな。誰もこういうことせん。しかしこのご老人は、「恕」という一字を御自分で書いて、板に彫って額にして玄関に掛けてござる。そういう方がおられる。この方の御趣味は弓道です。この方はゲートボールなんかなさらない（笑）。

まあ、こういう尊敬すべき先輩がおられるわけです。そういう方々は非常に穏やかですな。心の幅が広い。長生きして元気なお方はおだやかで、くよくよしない人のようであります。

ですからストレス対策は大きいですね。私のような心の幅の狭い人間、心の幅が狭くてすぐカッカカッカする人間は、なんとかしてストレスを転換する方法を学ぶしかない。これを稽古《けいこ》するしかない。しかし、生まれつきそれの出来るお方、何も特別に努力せんでも、それが出来るお方は結構なものであります。

まとめ

もういっぺん、最初からちょっと申し上げましたことを繰り返しますというと、我々の身体というのは、人間というのは偽薬効果があるということ。はったいの粉を飲んでも、病気が治る。信じて飲んだらですね。信じるということは、深く理解しなければできません。よく理解することが大切です。ですから、できましたら今している健康法を理解して、自分で気に入って、これだと思うて気合を入れて飲む。お茶でもそうです。お茶飲みながら、お茶の成分である各種の抗酸化剤が胃ガン・大腸ガンの予防になっていると想う、わしはガンの予防をしとるんだと想う、これが大きいんじゃないかなあと思います。こういう精神力です。それがひとつ。

それから、誰でもガンにはなるということです。悲観することはない。皆なる。従ってそれに対しては、私たちは予防をせねばならんし、いっぺんなったお方は再発防止をしなければいけません。

どちらも医者任せではいけません。医者は予防も再発防止もしてくれません。それらは患者自身のする仕事です。図1の下の①②がそれです。それらは生活の知恵です。あくまでもその上に、特殊な治療法がのっかっております。病院でやっていることは上の③④⑤です。下の①②という基礎をしっかりやっていればいるほど手術も小さくて済む。あるいは抗ガン剤の副作用、放射線の副作用も少なくて済む。メリットは非常にあります。

それから、慢性の炎症があればそれはガン化しやすい。だからそれは何とか治すようにした方がいい。そのためには①と②をすることが大切です。その方がよろしいですよ。

で、ストレスは私らにとっては非常に恐ろしい。ストレスがガンの有力な原因になるわけです。つまり不愉快な感情、腹立つ想い、悔しい想い。はらわたが煮え繰り返るような想いは最悪です。そういう地獄の想いをなるべく持ちたくない。しかし地獄をつくる原因はたくさんある（笑）。どうしたら良いか。なんとかそれをひっくりかえす方法を研究するしかない。それにはやはり、自分を顧みて、自分にとってそれは益になることであると想えたら感謝ができる。感謝ができたら、地獄から天国に変わる。

また出来ましたら、先程言いましたような立派な先輩を、お付き合いの中でマークするとよいと思われます。ああこの人の真似をするとよいなあ、という具体的な人物を知っておるといいですな。

まあそういうところでございます。

（一九九八年九月五日）

2　老化・ガン・脳卒中等、諸病の予防法は共通
——抗酸化物質を摂取する

発ガン・老化とフリーラジカル

フリーラジカル

原子番号8の酸素原子は電子を八個持っており、ふたつの酸素原子が共有結合をして電子数が一六個の酸素分子となる。大気中に二一％の割合で存在する基底状態の酸素分子は、量子力学的に九本の軌道に電子が動いている。そのうち七本の軌道にはスピン方向の相異なる電子がそれぞれ二個ずつ入って対《つい》を為して入っており安定している。残り二本の軌道は最外殻にあり、電子は一個ずつしか入っていない。これを不対《ふつい》電子という。一つの軌道内の電子の定員は二個であり、一個であれば、他の分子から電子を一個奪い、二個となって自らは安定しようとする。不対電子を持つ分子のこの反応が、化学反応の中で最も激しいフリーラジカル反応である。この場合、相手を「酸化」し、自らは「還元」されるという。

基底状態の酸素$^{3}O_2$（三重項酸素）もフリーラジカルの一種であるが、酸素をエネルギー代謝に使う生体内ではもっと不安定で反応性に富むフリーラジカルである活性酸素、スーパーオキサイドアニアンラジカル$O^{\frac{1}{2}}$が常時発生している。

フリーラジカルの元祖は酸素分子であるが、酸素によって電子を一個奪われたものは、今度は自らの安定のために、また別の分子から電子を一個奪わざるを得ない。次々と伝播《でんぱ》されるこの連鎖性がフリーラジカル反応の特徴である。

従ってフリーラジカル反応を呈する物質は酸素に限らず数多く発生し、それ等を略してラジカルという。脂質とりわけ不飽和脂肪酸が酸化されると、寿命の長いラジカルである脂質ラジカルとなり、これは脂質から成る細胞膜を通過して細胞の核に至る。我々の健康対策の核心は、脂質ラジカルすなわち過酸化脂質ラジカルであるといってもよい。

発ガンのメカニズム

発ガンは、フリーラジカルによる遺伝子の酸化にはじまる。

発ガンの要因は、多くの発ガン物質をはじめ、紫外線、いわゆる放射線、ある種のウイルス等々多岐にわたっている。しかしそれ等の根底に共通して存在する化学反応としてとらえると、発ガンのメカニズムはフリーラジカルによって統一的に理解できるようになった。

遺伝子ＤＮＡがラジカルによって酸化され修飾され、遺伝子の突然変異が起こればそれが細胞の、ガン化の発端となる。

動脈硬化・老化の原因

脂質であるコレステロールの用途は細胞膜の材料、ステロイドホルモンやビタミンDの原料、胆汁酸の原料等々と多く、食物からの脂質の補給だけでは足らず、肝臓自身が生産する量は全必要量の八〇％にも達する。肝臓で生産されたコレステロール等の脂質を末梢の組織に運ぶLDL（低比重リポ蛋白）と、末梢から肝臓に返却してくるHDL（高比重リポ蛋白）のうち、LDLとそれが運ぶ脂質の酸化が動脈硬化の有力な原因である。過酸化脂質を運ぶLDL自体が悪玉なのではなく、LDLが運ぶ過酸化脂質が悪玉なのである。肝臓の代謝を阻害することで血中のコレステロール値を下げる薬の服用が世界的に流行っているが、これは不自然であり正しいやり方ではないと考えられる。過酸化脂質ラジカルの生成を防ぐところの、抗酸化剤（スカベンジャー）の十分な摂取の方が正攻法である。総コレステロールの血中濃度が基準値よりも高いから下げるという単純な考え方はよくない。またHDLとLDLの増減を支配する因子の存在を知っておくと良い。（図3参照、三石巌『成人病は予防できる』太平出版社、一九九三年）

老化もまた、体内の脂質や諸々の細胞の酸化の蓄積の結果であると考えられる。

糖尿病では血糖値が高くなる。糖尿病の治療はただ単に、血糖値を下げる（コントロールする）ことが最終的な目標ではない。また、それは治療の一手段でしかない。

血糖すなわちブドウ糖（グルコース）の中には、蛋白質と結合（糖化・グリケーション＝非酵素的な縮合反応）する性質をもったものがある。結合された蛋白質は、その本来の働きを失う。血糖値が増えるとこのグリケーションの量が増える。問題は生体内のSOD（スーパーオキサイド除去酵素）という酵素蛋白にブドウ糖が結合する場合である。SODの大事な働きが阻害される結果、生体内における活性酸素（スーパーオキサイド）による傷害が増える。さらに、糖化されたSODが壊れるときに強い活性酸素が発生する。

糖尿病が恐ろしいのは、これら活性酸素による生体諸成分の傷害である。後述（本書「コレステロールの諸問題について」参照）するようにこれら活性酸素から脂質ラジカルがつくられ、LDLコレステロールの酸化、動脈硬化病変に至る。糖尿病の合併症といわれている動脈の病変（脳卒中、心筋梗塞、網膜症、腎症、末梢神経障害）は、合併というよりむしろ糖尿病の本質的な帰結といえる。

従って、糖尿病の治療の基本的概念は、活性酸素対策すなわち脂質ラジカル対策でなければならない。それは、ガンの治療・予防法と一致する。

食事から摂る抗酸化物質

食用油は未精製でなければならない

油のなかでも不飽和脂肪酸は酸化されやすい。魚の干物はその代表である。酸化された脂肪、すなわち過酸化脂質は発ガン剤そのものである。過酸化脂質が含まれた食品は極力避ける。初めから酸化されている食用油（精製油）を用いて、高温で揚げ物が作られ（高温で酸化が促進される）、製品

図3　善玉・悪玉コレステロールの増減因子

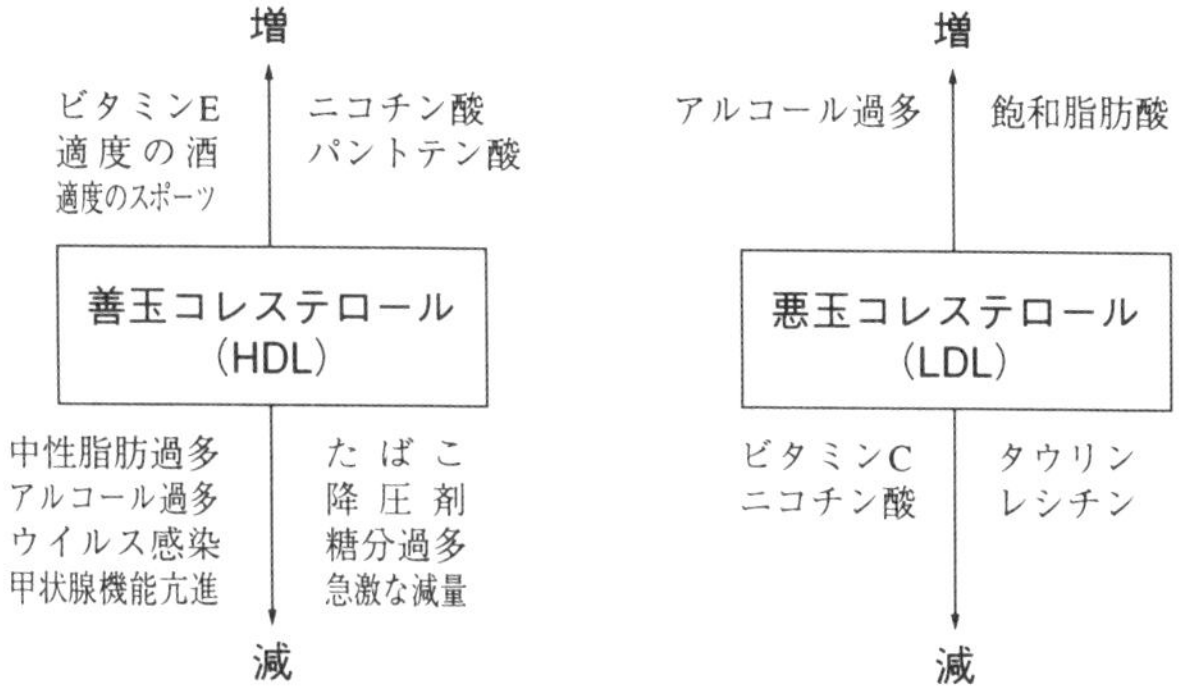

が空気にさらされて置かれている（空気中の酸素で酸化される）という状態は、最悪の物である。使用される食用油は、植物の種子に元来含まれている抗酸化物質が除去されていない、未精製の一番搾りが最上である。

無農薬栽培のお茶と野菜の煮汁の効用

このように各種の病因に共通した基本的な分子種にラジカルが挙げられるようになってきたので、そのラジカル対策を講じれば、それ等がすなわち同時に各種の病気の予防ないしは治療につながるという、一挙両得のものとなってきた。

人間が酸素を吸って生きている限り、基本的にはラジカルの発生は避けられない。ラジカル対策の第一は、生体の脂質や細胞がラジカルによって酸化されるのを身代わりになって防いでくれる物質の登用である。抗酸化物質、スカベンジャー（Scavenger）という。この場合、身代わりになって酸化される抗酸化物質同士の間でフリーラジカル反応により一個の電子が移動していく、一種のトランプのババ抜きのような現象が生じる。トランプのババ抜きが生体の脂質や細胞側に波及しないようにするためには、トランプに参加するメンバー、つまり抗酸化物質の種類と量は十分に多くなければならない。ビタミン剤は複数の種類を服用し、バラエティに富んだ食事の献立を考え十分な抗酸化剤の摂取に心がけねばならない。ここで我々は、健康強化食品だけを重点的に摂ればよいという考え方や極端な健康法には、同調できない。

野菜とお茶は多種類の抗酸化物質を含む。植物の細胞壁は堅く、生のものを噛んだだけでは細胞内の有益な成分は外に出てこない。生野菜を煮たり、熱処理を施してあるお茶の葉に湯を入れることで有効成分が溶け出てくる。

なお、お茶にはO—一五七等の食中毒起因菌や腸管感染症起因菌に対する殺菌作用、抗ウイルス作用が認められている。無農薬栽培のお茶の空腹時の飲用は、生きている限り常用すべき重要な健康法の一つである。

メガビタミン療法

複数の種類のビタミン剤を同時に摂取する

各種ビタミンには抗酸化物質としての働き以外にもたくさんの作用があるが、ここでは主に抗酸化物質として焦点を当てる。ビタミンとは人間が体内で合成できない物質でありながら、生体には必須のものである。従って必ず食物から摂取しなければならないものである。食品からではなお不十分であると考える立場から、ビタミン剤を購入して服用するのであるが、その摂り方には次のような問題点がある。

ビタミン剤は体内で抗酸化剤として酸化されることにより自らがラジカル化される。従って十分な量の複数のビタミン剤を摂ることにより、それ等が互いに酸化し還元しあうことで、生体側が酸化されるのを極力防ぐ。ビタミンB群は未精白の穀食から摂るとして、少なくとも複数のビタミン剤A・C・Eの併用服用が望ましい。

このことは基本的には、ただ単にビタミン剤を飲めば良いというのではなく、日常の食生活においてフラボノイド類をはじめとする無数の抗酸化物質を含む野菜の煮汁やお茶の飲用が大切であることを示す。溶液の色が濃く、渋味があり、しかも無化学肥料・無農薬で栽培された物の方が有効成分を豊富に含んでいると考えられる。

ビタミンC

人間はビタミンC（アスコルビン酸）を体内で合成することは出来ないが、ほとんどの動物は体内のブドウ糖からこれを合成する。これに準じた方法で、椰子《やし》の実等のブドウ糖から化学的に合成したアスコルビン酸を我々は用いている。ありふれた天然の原料であるブドウ糖から合成されるので、有り難いことにその供給はほとんど無限である。石油からの合成品ではないから心配はいらない。生体に対する影響でも、食品中の天然ビタミンCとブドウ糖からの合成品との間に差はない。

アスコルビン酸原末《げんまつ》は酸っぱい。酸味を感じる味覚が存在しない、舌の中央部に乗せて飲むと良い。アスコルビン酸を飲むと胃の違和感がある人は、胃壁の粘液等による酸に対する防御能が低下していると考えられる。食事の最中に味噌汁などと一緒にアスコルビン酸を服用するとよく、また粘膜粘液を補強するビタミンAやレシチン（燐脂質・大豆や卵黄に含まれる）の補給がすすめられる。

ビタミンCは抗酸化物質であるのみならず、生体内でのその役割は結合織《けつごうしき》の構造蛋白であるコラーゲンの合成、各種の免疫機構の賦活《ふかつ》等々をはじめ非常に多く、日本人の必要所要量とされている一日五〇㎎では明らかに不足である。二〇〇〇㎎（二g）以上は必要であると考えられる。しかし、二〇〇〇㎎のビタミンCを日常の食品から確保するのは無理である。

これほど重要なビタミンCの生体内での合成能を、人間はその進化の途上で失ったのは何故だろうか。それは他のビタミンと同じであるけれども、ビタミンCが酸化されることにより自らが容易にラジカル化（接触する相手物質を酸化すなわち破壊）する性質を持っていることに関係していると思われる。

従ってビタミンCの単独大量摂取は危険である。少なくともビタミンEとの併用摂取が大切であり、さらにお茶や野菜の十分な摂取が必要なことも繰り返し前述した通りである。どのビタミン剤の場合においても副作用の問題は、その単独摂取の場合に突出してくる。

ビタミンC含有量の多いものとして蜜柑《みかん》やレモンがよく知られているが、それは皮の部分である。従って皮ごと食べる金柑《きんかん》ならともかく、皮を捨てる食べ方ではビタミンCの摂取は期待できない。ビタミンCが加熱に弱いという話もよく知られている。それはビタミンC単独の試験管内での実験であって、実際の我々の食生活では、お茶や野菜等の植物の細胞内にその他の多くの成分と共に混在しているビタミンCは加熱されても影響を受けない。むしろ加熱によって堅い細胞壁が破壊される結果、ビタミンCは他の成分と共に細胞外に溶出するので、調理上の加熱は有益である。野菜のゆがき汁を捨てる習慣は改め、それも利用できる調理法を考えるとよい。

ビタミンCを体内で合成できない人間のビタミンC吸収は、ブドウ糖やアミノ酸と同じように、腸壁細胞膜上のキャリア蛋白によって能動的に行なわれる。キャリアに依存するのでビタミンCの摂取量が多くなるほどその吸収率は低下する。一〇〇mgでは九〇%でも、二〇〇〇mgでは五〇%に低下する。従って一日一回にまとめて摂るよりも数回に分けて摂取する方が良い。激しい労働をする人、ストレスに曝《さら》されている人々ではビタミンCの需要は多い。ビタミンCの服用量は個人差を重んじ、必ずしも規定しない。また吸収力にも個体差があるが、空腹時よりも食後の方が吸収率は高い。

ビタミンE

ビタミンE（トコフェロール）には立体異性体としての光学異性体があり、化学的構造が左右対蹠的に異なる一対がある。右旋性（d体）と左旋性（l体）である。生体はd体のみを選択的に吸収する。天然に存在するビタミンEはd体である。従って天然型のものを摂ることが望ましい。

αトコフェロールを合成するとd体とl体が半々ずつ出来る。従って合成品を摂ればそれは天然型の半分の効力しかないことになる。ふつう医師が処方しているものは合成品である。また天然の

αトコフェロールは酸化されやすいので、あらかじめ酢酸やコハク酸等を結合させて安定化をはかる。このように化学的にメチル基を付加する操作を受けたαトコフェロールも、天然型と称して販売されている。しかしメチレーションを受けたこのような天然ビタミンEは、メチル基がはずれないと生体は利用できないから効率は悪い。

食品に含まれているビタミンE（トコフェロール）にはアルファ型（α）、ベータ型（β）、ガンマ型（γ）、デルタ型（δ）の四種が混在している。このうち生体が吸収し利用することが出来るのはアルファ（α）型のみである。すなわちd―αトコフェロールのみが有用ということである。

ビタミンE中、αトコフェロールを多く含むものはアーモンド、小麦胚芽油、大豆、落花生、うなぎ、しじみ、かつを、鶏卵、鮎、米糠、茶等がある。胡麻を一緒に摂取すると良いのは、胡麻の中の抗酸化剤セサミノールやセサモリノールが、酸化されたビタミンEを還元して元に戻してくれるからである。

種子の油粕からイオン交換樹脂、分子蒸留などの方法により抽出・精製した高純度（九六％以上）のd―αトコフェロールを綿実油に溶かしてセラチンカプセルに封入した製品を我々は使用している。小麦胚芽油にはαトコフェロールとβトコフェロールが含まれており、大豆にはαトコフェロールとγトコフェロールが含まれている。βトコフェロールはαトコフェロールの働きを抑制する作用があるというので、ビタミンEの原料としては、小麦胚芽よりも大豆の方が優れている。

日本人のビタミンEの目標摂取量は一日一〇㎎とされているがそれは十分ではなく、天然のd―αトコフェロールで一日量三〇〇㎎を我々は目標としている（約一三〇㎎が二〇〇単位IU）。

ビタミンA

ビタミンA（レチノール）は動物性食品（卵黄、肝油、バター、うなぎ、チーズ他）にしか含まれず、南瓜《かぼちゃ》・人参等の植物にあるものはビタミンAの前駆物質であるカロテノイド（主にβカロテン）である。自然界に存在する約六〇〇種類のカロテノイドのうち約五〇種類が、摂取された生体内でビタミンAに転換されるといわれているが、その筆頭がβカロテンである。

βカロテンがビタミンAに転換される効率は二分の一であり、一部は転換されずに吸収される。βカロテン自体も強力な抗酸化物質である。ビタミンAの不足はβカロテンからの転換を促すので、ビタミンAの摂取不足は体内のβカロテンを減らす結果になり、抗酸化物質の確保という観点からは不利である。食品からでも製剤からでも、ビタミンAとβカロテンは両者ともに摂取することが賢明である。

βカロテンは脂溶性であるから、油脂といっしょに摂取しなければ吸収され難い。南瓜や人参は油でいためて食べた方が良い。この場合の油は未精製のものでなければならないことは前述した通りである。食品中の脂肪分が少なく繊維が多いときにはβカロテンの吸収率は一〇%以下である。

厚生省の基準による日本人成人男子のビタミンA一日所要量は二〇〇〇単位（六〇〇マイクログラム＝〇・〇〇〇六g）であるが、アメリカのそれは日本人の二・五倍である。我々は天然ビタミンA製剤としての肝油で三五〇〇単位を服用している（〇・三マイクログラムのオールトランス型のレチノールの効力が一国際単位IU）。

3　コレステロールの諸問題について
——フリーラジカルから食用油まで

第一例

一九二二年生まれの主婦。一九八五年に左乳房の乳ガン（Ⅲ期）、一九九一年に右乳房の乳ガンの手術をそれぞれ受けている。

ガンの再発防止のために蓮見ワクチン（Ma・M）の皮下注射を初回の手術のあとから続けている。我々の所ではこれに、メガビタミン療法（天然ビタミンA・B・C・E剤の大量服用療法）を加えている。

高血圧であり、血清コレステロール値は高い（一九九六年二月、総コレステロール二五三㎎/dℓ《基準値一三〇～二二〇》、LDLコレステロール一七三㎎/dℓ《基準値六〇～一四〇》。高脂血症である。

それで他医から降圧剤および血清コレステロール値を下げる薬（メバロチン）を出されるようになった。

本態性高血圧の基になっている動脈硬化に対する最近の私の所の処方は黄連解毒湯エキス、高脂血症に対しては大柴胡湯去大黄エキス、乳ガンの再発防止のためには芎帰調血飲料《きゅうきちょうけついんりょう》エキス、メガビタミン療法は動脈硬化の予防乃至《ないし》は進展防止、高脂血症、ガンの予防いずれにも有用である。

一九九八年一一月血液検査の結果、GOT=56 IU/l、GPT=120 IU/l と肝細胞傷害が認められたので、その原因と思われる薬剤メバロチンの投与が中止されている。この時点での血清コレステロール値は下がっていた（総コレステロール二一七mg／dℓ、LDLコレステロール一三二mg／dℓ）。

一九九九年四月の肝機能検査では、GPT=81と未だ正常化していない。メバロチンを服用せず、コレステロール値は再び上昇している（総コレステロール二六八mg／dℓ、LDLコレステロール一九〇mg／dℓ）。

第二例

一九三一年生れの主婦。一九九四年五月の血液検査で血清コレステロール値が高い（総コレステロール二五九mg／dℓ、LDLコレステロール一八二mg／dℓ）。高脂血症である。腹部エコー検査では、軽度の脂肪肝が認められる。メガビタミン療法をしている。

動悸を訴えられたのでホルター心電図をとって調べたところ、心室性期外収縮が頻発していた（連発なし）。それを自律神経失調症の一種と考え、サフラン〇・三五グラムを処方した。

脂肪肝に対して私の所で出している処方は、大柴胡湯去大黄エキスである。私は、血清コレステロール値を下げるメバロチンを処方していない。

九九年三月、血清コレステロール値は依然として高い（総コレステロール二六二mg／dℓ、LDLコレステロール一九〇mg／dℓ）。

売上高トップクラスの高脂血症治療薬

肝臓内でのコレステロール生合成系の律速酵素であるHMG-CoA還元酵素を特異的拮抗的に阻害する、スタチン系薬剤（プラバスタチンナトリウム＝メバロチンはその一つ）は全世界で大量に使用されている。

一九九八年の日本の医薬品中売り上げ高の突出した第一位は、高脂血症の治療薬メバロチンの一五五〇億円である。その他の高脂血症用の薬剤を全部合わせると二五〇〇億円を越える。

また一九九七年の世界の医薬品売り上げ高のランキングでは同じスタチン系薬剤のリポバスが第二位で三三五億七五〇〇万ドルである。

これ等の薬の開発と臨床応用は高コレステロール血症の制御という点において、二〇世紀の医学の進歩を象徴する画期的な成果であったという。常染色体性優性遺伝病である家族性高コレステロール血症にのみ限定するとか、狭心症や心筋梗塞になった人々及び危険因子のある心筋梗塞の予備軍にのみコレステロール低下剤を投与するのならばともかく、押し並べて血清コレステロール値がある基準値以上に高い患者に一律にこれ等の薬を処方するやり方に私は抵抗を感じる。

高脂血症の治療薬は長期にわたって連用されるから売り上げ高はこの様に多くなる。また長期連用のためその副作用は、単なる肝機能障害だけでも報告された副作用の半分を占める。重篤なものは横紋筋融解症（頻度不明）であり、免疫抑制剤との併用により相乗効果があることを注目しなければならない。この薬剤の有用性とともにある、長期連用における有害性については未だ最終的な結論は出ていないと考えられる。

コレステロール値に対する誤解

今や一般に、コレステロール値が高いということが即、体に悪いことであるという考えが広く流布されているが、これには非常に問題がある。一般の血液検査の項目にあるコレステロールという物質は、実は生命と健康にとって大変重要なものである。すなわち、全ての細胞は生体膜によって包まれており、生体膜により細胞は保護され、かつ多くの物質が生体膜を通過して出入りする。生体膜は細胞の生命線である。コレステロールは燐脂質とともにこの生体膜の主要な成分である。特に血管壁の保護、赤血球の保護には重要な働きをする。動脈の内膜の内皮細胞には、コレステロールを運ぶＬＤＬ（低比重リポ蛋白）の受容体が存在する所以である。

またコレステロールは副腎皮質ホルモン、男性ホルモン、女性ホルモン等の材料である。皮膚にあるコレステロールは紫外線によりビタミンＤの前駆体となり、それはカルシウムの吸収に必要なものである。リポ蛋白の形で脂溶性ビタミン等を運搬する。このように、コレステロールは生体内では不可欠の重要な物質である。

細胞は常に新陳代謝により新しく作り替えられなければならず、ホルモン等も同様であるから、コレステロールは常に供給され続けねばならない。レシチンをコレステロールの数倍も含む鶏卵を毎日食べることに問題はない。レシチンが十分にあればコレステロールは胆石を作らずに胆汁に排泄される。

通常、食物から摂取されるコレステロールだけでは不足であり、生体が必要とする全コレステロールの三分の二が肝臓で生産（生合成）されている。メバロチンはこの生合成の阻害剤である。すなわちメバロチンは、大局的には生体に対して悪いことをしているのではあるまいか。

浜六郎氏の解析によれば（『正しい治療と薬の情報』医薬品・治療研究会、第一四巻六号、六一頁、一九九九年他）、心筋梗塞死に限って言えば確かにその相対危険度と血清コレステロール値は正の相関にあるが、ガン死・消化器疾患死・呼吸器疾患死・外傷事故死・全死因について言えば、血清コレステロール値と各死因の相対危険度との間には負の相関がある。特に心筋梗塞等の虚血性心疾患死が全死因のわずか八％（五〇～七四歳）でしかない日本人の場合、押し並べてコレステロールの高値を下げることは決して良いこととは考えられない。

ＬＤＬコレステロールの酸化が動脈硬化の原因

ＬＤＬコレステロールを動脈硬化の原因として、悪玉と呼ぶのは実は間違っている。直接的な悪玉は各種のラジカルである。ＬＤＬの中に含まれるコレステロールエステル（コレステロールと高級脂肪酸とがエステル結合をしたもの）、トリグリセリド（一分子のグリセロールと三分子の脂肪酸がエステル結合をしているもの）、燐脂質（一分子のグリセロールが飽和脂肪酸及び不飽和脂肪酸のそれぞれ一分子と、一分子の燐酸と結合しているもの）等の中の二重結合の部分は、活性酸素種のラジカルにより酸化され過酸化脂質となり、さらに生体内ではヘム鉄の触媒下に過酸化脂質ラジカルとなる。不飽和脂肪酸のみならず、コレステロールもそのステロイド核に二重結合を一つ持っている。酸化され、あるいはラジカル化されたＬＤＬが問題なのである。従って高脂血症の治療としては、生理的な肝臓の代謝を薬剤で阻害するより、抗酸化剤の摂取によりＬＤＬの酸化を阻害するのが正しいと考えられる。

細胞の膜の保持に必要なコレステロールは水溶性ではないので、アポリポ蛋白（アポ蛋白）と結合することで水溶性となり血流に乗って全身に供給される。脂質を含むこの複合蛋白質をリポ蛋白と言う。低比重リポ蛋白（ＬＤＬ）は、肝臓から生産されたコレステロールを包んで全身へ運ぶ。

ＬＤＬはヒトの血漿中では最も多量に存在するリポ蛋白である。ＬＤＬは球型粒子であり、外側の殻は蛋白質（アポ蛋白Ｂ）・燐脂質・遊離コレステロールから成り、内側の核はコレステロールエステルから成る。ＬＤＬはその重量の四分の一が蛋白質であり、四分の三が脂質であるからＨＤＬに対し比重が軽い。ＬＤＬに含まれる脂質の五〇％がコレステロールエステルであり、三〇％が燐脂質、一〇％がトリグリセリド、一〇％が遊離コレステロールである。つまりほとんどのコレステロールはコレステロールエステルのかたちで、ＬＤＬという蛋白質によるパッケージ（包装）で運ばれている。

高比重リポ蛋白（ＨＤＬ）は、ＬＤＬ受容体が受容できない過剰のコレステロールを肝臓に連れ戻す。ＨＤＬはその総重量の半分が蛋白質であり、コレステロール等の脂質が少ないから、ＬＤＬにくらべその比重は重い。

血管の内皮細胞や肝臓等の細胞の表面には、アポ蛋白Ｂを認識してＬＤＬを取り込む受容体がある。稀にこの受容体が遺伝的に欠落していたり不足している人がある。そういう人は血中のＬＤＬ

が過剰となり高コレステロール血症となる。また、ＬＤＬが酸化という修飾を受けると、ＬＤＬ受容体から取り入れられない。代わってマクロファージ（白血球の一種である大食細胞）がそのスカベンジャー受容体から取り入れる。ＬＤＬの酸化がどこで行なわれているか詳細は未だ不明であるが、血管壁のごく近傍や血管壁内において生じていると考えられている。

動脈の内膜に起こる動脈硬化（アテローム硬化）の直接の犯人は、昇圧物質により収縮した内皮細胞間の間隙から侵入した細菌やウイルスを攻撃するために好中球やマクロファージから発生されるスーパーオキサイドラジカル、および内皮細胞膜の不飽和脂肪酸の部分が酸化された脂質ラジカルである。スーパーオキサイドラジカルの返り討ちによって内皮細胞は死滅し、新生した透過性の高い内皮細胞を通してＬＤＬが動脈壁内に侵入しコレステロールエステル等が蓄積される。この、ラジカルにより修飾（酸化）されたＬＤＬをスカベンジャー受容体から取り入れたマクロファージ等が泡沫細胞となり、内膜のアテローム硬化はすすむ（Suzuki et al, A role for macrophage scavenger receptors in atherosclerosis and susceptibiliy to infection,Nature,Vol 386.20.March 1997）。

フリーラジカルとは

一般に原子間のあらゆる結合は、原子核と電子との電気的な力によって形成されているが、その中で、結合に直接関与する電子は最外殻の軌道を回る電子である。一つの軌道にスピンの異なる二つの電子がペアとなって存在すると、安定な状態となる。共有結合は、二つの原子軌道が一つの分子軌道となって連結し、その中に二個の電子が共有されることによって生成されている。この二つの電子を共有電子という。共有結合が切断されるとき、共有電子対の移動によって二つの切断（開裂）様式に分類される。

不均等開裂（イオン開裂）　X:Y → X:⁻ + Y⁺

均等開裂（ラジカル開裂）　X:Y → X・+・Y

不均等開裂によって生じる成分は電荷（極性）を帯びることが多く、その場合イオンと呼ばれる。極性溶媒中（水など）ではイオンは安定して存在する。

均等開裂によって生じる成分は共有電子対の電子を一個ずつ均等に持つことになる。このように最外殻の電子軌道にペアとならない単独の電子（不対電子という）を持つ原子、分子をフリーラジカル（略してラジカル）と定義している。不対電子を持つ状態は不安定であるので、ラジカルは反応性が高いものが多い。

ラジカルは身近なところにも多く存在している。例えば、空気中に存在する酸素O_2は、不対電子を二つ持つラジカルである。また、Fe^{3+}やCu^{2+}などの遷移金属イオンも不対電子を持つのでラジカルに分類できる。

生体におけるラジカル、活性酸素

生体はラジカルの反応性の高さを多くの場面で利用していることがわかってきた。その中で代表的なものに活性酸素や一酸化窒素（NO窒素ラジカル）がある。

活性酸素は、生体内において非常に不安定であり、活性が強い。活性とは、反応性の強さを言う。

活性酸素には、①スーパーオキサイドラジカル（$O_2\cdot$）、②ヒドロキシ［水酸化］ラジカル（·OH）、③過酸化水素（H_2O_2）、④一重項酸素（$^1O_2$）の四種類がある。この中で①と②は一個の不対電子を持つので、ラジカルに分類される。

活性酸素は、酵素反応を促進したり、細胞内における情報伝達のメッセンジャーとしての役割も果たしている。白血球中の食細胞（好中球やマクロファージ）はNADPH酸化酵素を持ち、この酵素はスーパーオキサイドラジカル（$O_2\cdot$）を産生する。また食細胞は、過酸化水素（H_2O_2）を産生する。食細胞は細菌など生体にとっての異物の退治に活性酸素の反応性の高さ（毒性）を武器として有効に使っているのである。

一酸化窒素（·NO）もラジカルであるが、·NOは血管の直径の太さの調節、血流の維持に大切な役割を果たしている。また·NOは神経情報の伝達や胃・腸の拡張や運動に関与したり、マクロファージは·NOを放出して殺菌作用を発揮するのに利用している。

ラジカルのなかでも活性酸素種、活性窒素種とされるものを表1（二木鋭雄、「活性酸素による生体の酸化傷害」、Schneller、第三三号、ファルコバイオシステム、一九九九年他）に示す。

活性酸素、ラジカルの毒性

このように生体は活性酸素、ラジカルを有効に利用しているが、生体にとって過剰に産生されれば、その毒性が害を与えることになる。

生体に対する放射線の作用にはラジカルが関与している。すべての生体の細胞・細胞間隙には水

表1　活性酸素種、活性窒素種

ラジカル	非ラジカル
(1)活性酸素種	過酸化水素H_2O_2
スーパーオキサイド$O_2^{\cdot -}$	ハイドロパーオキサイドLOOH
ヒドロキシラジカルHO·	一重項酸素$^1O_2$
ヒドロパーオキシラジカルHO_2·	次亜塩素酸HOCl
パーオキシラジカルLOO·	クロラミンRNNCl
アルコキシルラジカルLO·	オゾンO_3
(2)活性窒素種	ニトロキシルアニオンNO^-
一酸化窒素·NO	ニトロソニウムイオンNO^+
二酸化窒素·NO_2	ニトロニウムイオンNO_2^+
	四酸化二窒素N_2O_4
	三酸化二窒素N_2O_3
	塩化ニトリルNO_2Cl
	パーオキシナイトライト$ONCOO^-$
	過酸化亜硝酸ONOOH
	アルキルパーオキシナイトライトONOOR
	ニトロソパーオキシ炭酸塩$ONOOCO_2^-$

がある。水H_2Oに放射線が照射されると、次のようになる。

$$H_2O \rightarrow H\cdot + \cdot OH$$

生成される·OHは活性酸素の中でも最も活性が強く毒性も強力である。過剰な放射線の照射により細胞のDNAの近傍で·OHが生成されると、DNA鎖は·OHの攻撃を受けて切断される。また、DNA塩基を攻撃して、8-ヒドロキシデオキシグアノシン（8-OH-dG）などの·OHと塩基との結合体が生じ、DNAの塩基配列を変異させてしまう。

発ガンの原因としてガン遺伝子が注目されている。これも例えばHCVなどのウィルス感染やヘリコバクター・ピロリ菌などの細菌感染によって免疫系の細胞が働き、そこから産生されるO_2·や·NOによってc-oncの活性化ならびにガン抑制遺伝子の不活性化が起こることによってガン化すると考えられる。

以上に述べた以外にも、殆どの疾病の発生原因に活性酸素、ラジカルが関与していると考えられるようになってきている。

活性酸素の産生場所

これらの活性酸素、ラジカルを発生させるものは何であろうか。生体に作用する体外からのものとしては、紫外線、大気汚染物質、煙草、薬物、農薬、化学薬品の添加物、放射線、抗ガン剤などがあげられる。生体内では、食細胞、ミトコンドリアにおける電子伝達系、いくつかの酵素反応などで発生する。

ミトコンドリアは全ての細胞に存在し、エネルギーを産生する細胞の発電所としての役割を果たしている。

ATP（アデノシン三燐酸）は生体が身体運動に必要とする唯一のエネルギー供給物質であり、このATPを産生するのがミトコンドリア内のTCA回路と電子伝達系である。酸素供給がある場合、一分子のグルコースから三八分子のATPが生成される。

その際、電子伝達系においてスーパーオキサイドラジカル（$O_2 \cdot$）が産生される。

活性酸素の除去システム（スカベンジャー）

このように生きている限り体内で活性酸素、ラジカルの生成するのは避けられないことである。しかし、生体にはこれらの活性酸素やラジカルを除去する酵素群が存在する。

SOD（スーパーオキサイドディスムターゼ：superoxide dismutase）は、スーパーオキサイドラジカル

図4　フリーラジカルによる生体の損害とその防御

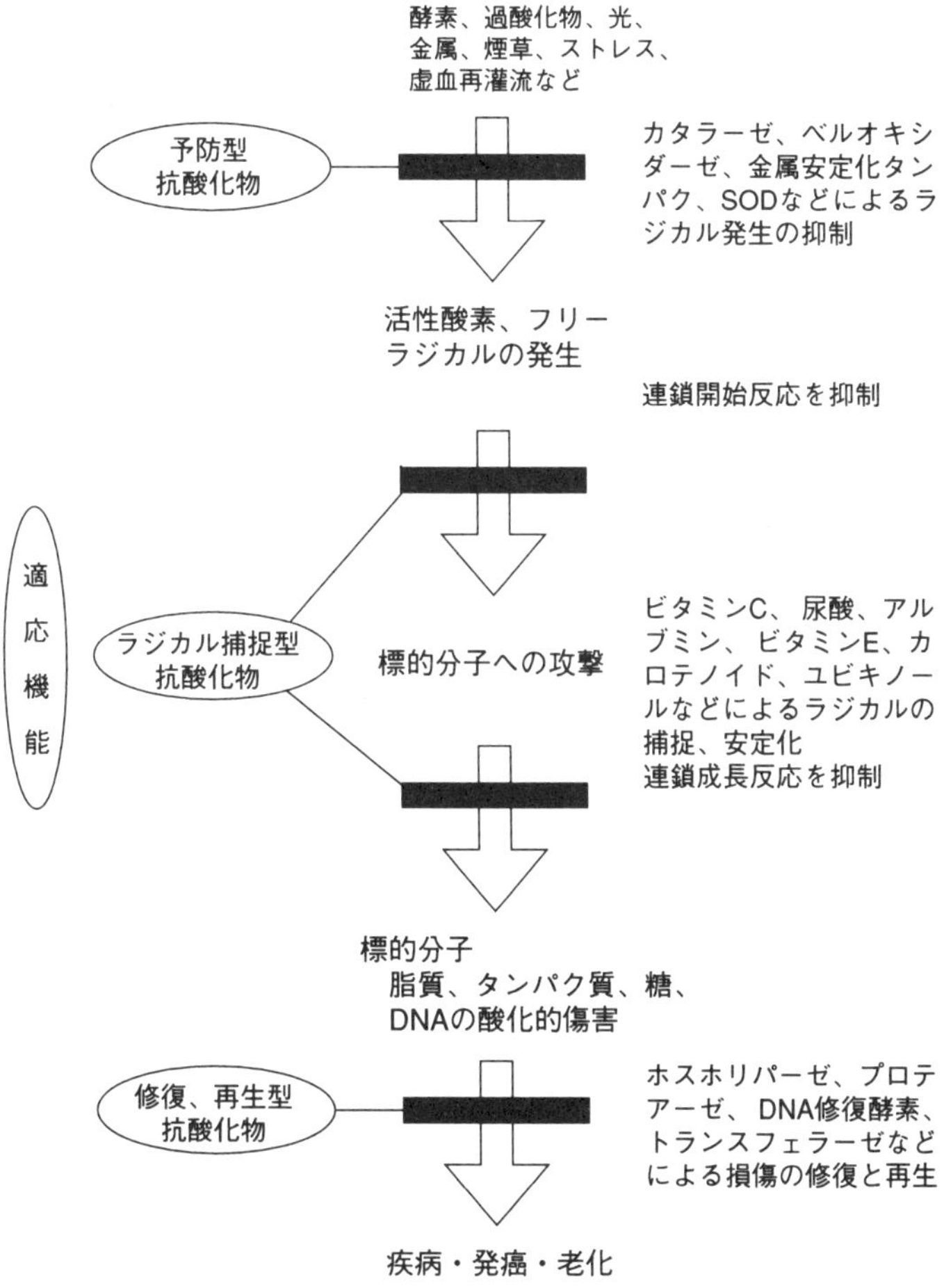
酵素、過酸化物、光、
金属、煙草、ストレス、
虚血再灌流など
予防型
抗酸化物
カタラーゼ、ペルオキシ
ダーゼ、金属安定化タン
パク、SODなどによるラ
ジカル発生の抑制
活性酸素、フリー
ラジカルの発生
連鎖開始反応を抑制
適応機能
ラジカル捕捉型
抗酸化物
標的分子への攻撃
ビタミンC、尿酸、アル
ブミン、ビタミンE、カ
ロテノイド、ユビキノー
ルなどによるラジカルの
捕捉、安定化
連鎖成長反応を抑制
標的分子
脂質、タンパク質、糖、
DNAの酸化的傷害
修復、再生型
抗酸化物
ホスホリパーゼ、プロテ
アーゼ、DNA修復酵素、
トランスフェラーゼなど
による損傷の修復と再生
疾病・発癌・老化

（O_2・）をより安定な過酸化水素（H_2O_2）に変換する。しかしこの過酸化水素は生体内でのヘム鉄の存在下で、活性酸素の中でもっとも反応性が高いと考えられるヒドロキシ［水酸化］ラジカル（・OH）に変わる。したがってH_2O_2の除去系が必要であるが、生体内に多量に存在するカタラーゼは、過酸化水素（H_2O_2）を無毒の水（H_2O）と酸素（O_2）に分解する。

ヒドロキシラジカル（・OH）は最も活性の強い活性酸素であるが、これを消去する生体内の酵素はないようであり、生体にとって有害性が強い。したがって、酵素以外にも消去系が必要であるが、酵素以外にもビタミンC・E・βカロテン及びビタミンAなどのビタミン類及び尿酸等多くのラジカル（活性酸素）除去物質（Scavengerスカベンジャー）が存在している。以上のような物質は抗酸化物質（anti-oxidant）でもある。

ただし、ここで注意しなければならないのは、ビタミン類の摂取の仕方である。アスコルビン酸（ビタミンC）は各種の活性酸素と反応し、これらを消去するのは事実であるが、その際アスコルビン酸自身が電子をもらってアスコルビン酸ラジカルとなり、それがヘム鉄の存在下で毒性の強い・OHやO_2・を産生する。

いわゆるビタミン剤の単独大量摂取は理論的にもガンの予防にはなり得ない。βカロテンに至っては発ガンを誘発させるという報告も出ている。

しかし、アスコルビン酸とビタミンEとを同時に摂取した場合、相乗的抗酸化作用によって生体膜の脂質過酸化を抑制する。各種ビタミン剤を単独ではなく併用して摂取することが大切であり、さらに食品からポリフェノール類をはじめとする多くのスカベンジャーを摂取することによって生体側の酸化を防ぐことができると考えられる。

抗酸化物は予防型、ラジカル補捉型、修復再生型の三種がある（図4・引用文献は表1と同じ）。我々が容易に経口摂取できるのはこのうち、ラジカル捕捉型である。

過酸化脂質とラジカル

生体における活性酸素、ラジカルの標的としては、全ての細胞膜に存在する不飽和脂肪酸がある。細胞膜や細胞小器官を形成する膜を生体膜というがこれは、まずリン脂質からなる脂質二重層でできている。このリン脂質の中にある不飽和脂肪酸の二重結合の部分が活性酸素やラジカルの攻撃を受けやすい。

一見弱点と思われる脂質のこの二重結合の存在は、蛋白質（酵素蛋白等）が酸化されないように身代わりになって、細胞の蛋白質を守っているものと考えられる。

その点、常時吸気によってラジカルの攻撃に曝されている肺胞の細胞膜では、燐脂質の不飽和脂肪酸は酸化されて飽和脂肪酸となっている。

不飽和脂肪酸が活性酸素、ラジカルの攻撃を受けることによって始まる一連の反応はラジカル連鎖反応といわれるものである。ラジカル連鎖反応は開始、連鎖、停止の三つの反応に分けられる。

連鎖反応の第一段階は最初のラジカルが生成される反応であり、initiation（開始）と呼ばれる。不飽和脂肪酸（LH）における連鎖開始反応は活性酸素、ラジカルの攻撃によって不飽和脂肪酸から水素原子が引き抜かれ、脂質ラジカル（L·）が生成される反応である。

［開始反応］

$\cdot OH, O_2^-\cdot, NO_2$などの活性酸素、ラジカル

↓攻撃

$LH \rightarrow L\cdot + \cdot H$

開始反応の次は連鎖反応である。開始反応によって生じた脂質ラジカル（L·）は、連鎖反応において酸素と反応してパーオキシラジカル（LOO·）となる。さらにパーオキシラジカル（LOO·）は他の不飽和脂肪酸（LH）から水素原子を引き抜き、自らはヒドロパーオキサイド（LOOH）となって、他方の不飽和脂肪酸（LH）を新たな脂質ラジカル（L·）にせしめて、連鎖していく。ここで適当な、脂質以外の水素供与体が存在すれば停止反応が起こり反応が終結することになるが、そうでなければ連鎖反応は続き、ヒドロパーオキサイドは蓄積される。水素原子の引抜きと酸素分子の化合という二度の酸化により生じる、このヒドロパーオキサイド（LOOH）を狭義の過酸化脂質と呼んでいる。

［連鎖反応］

$L\cdot + O_2 \rightarrow LOO\cdot$

$LOO\cdot + LH \rightarrow LOOH + L\cdot$

$L\cdot + O_2 \rightarrow LOO\cdot$

こうしてラジカル連鎖反応は生体膜の脂質構造を破壊し、さらに酵素蛋白や膜受容体にも傷害を

与えることになり、疾病の原因になると考えられる。

鉄イオンの役割

活性酸素の生成に鉄などの遷移金属が大きく関与している。過酸化水素（H_2O_2）は鉄の錯体《さくたい》の（Fe^{2+}）によって還元されて、ヒドロキシラジカル（・OH）を生成する。

$$Fe^{2+} + H_2O_2 \rightarrow \cdot OH + OH^- + Fe^{3+}$$

H_2O_2はカタラーゼによって分解され無害になる前に鉄錯体の作用を受けて・OHに変化すると脂質の過酸化を引き起こすのである。すなわち、・OHが引き金となってラジカル連鎖反応を誘発することによって、不飽和脂肪酸（LH）は過酸化脂質であるヒドロパーオキサイド（LOOH）となる。

さらにLOOHは鉄錯体との反応によってアルコキシラジカル（LO・）を生成する。

$$[Fe^{2+}] + LOOH \rightarrow LO\cdot + OH^- + [Fe^{3+}]$$

またLOOHはへム鉄（赤血球の中の血色素に存在するポルフィリンと鉄の複合体）との反応によってアルキルパーオキシラジカル（LOO・）を生成する。

ポルフィリン（Fe^{3+}）$+ LOOH \rightarrow$
　ポルフィリン（$Fe^{4+}=O)^{+\cdot} + LOH$

ポルフィリン（$Fe^{4+}=O)^{+\cdot} + LOOH \rightarrow$
　ポルフィリン（$Fe^{4+}=O) + LOO\cdot + H^+$

一般にラジカルは非常に不安定であり寿命が短いものであるが、過酸化水素（H_2O_2）はラジカルではないので安定して存在する。それだけに鉄イオンの存在下でH_2O_2からヒドロキシラジカル（・OH）が生成されることは生体にとって一層危険なこととなる。また、LOO・は生体にとってきわめて強い細胞毒性を有するだけでなく、ラジカルでありながらO_2・や・OHよりも水溶液中での寿命が長く、脂質でできているために細胞膜との親和性が高いことから生体に重大な影響を与える。寿命の比較をすれば、・OHがpH7.0、二五度の水中で半減期が一〇〇μ秒程度、拡散距離が一〇〇nmであるのに対し、LOO・は半減期が三〇分以上、拡散距離は全身である。

近年、健康食品と称して鉄剤あるいは鉄剤の添加された食品が販売されているが、安易な鉄の摂取は危険なことであると言わねばならない。実際、鉄と脂質の摂取と大腸ガン、乳ガン、肺ガンの発生頻度とは強い相関関係があるといわれている。

天プラと肉食が好きな便秘症の人は、大腸ガンが出来やすい条件を作っている。すなわち、筋肉注射をすると出血するのでわかるように筋肉内には小さな血管がたくさん存在する。血管のなかの血液の赤い成分は血色素でありその中にヘム鉄がある。肉を食べるということは鉄分を食べていることでもある。ヘム鉄の存在下で天ぷらの酸化された精製油が容易にラジカル化し（後述）、便秘によって長期間大腸内に滞留し、過酸化脂質ラジカルが大腸粘膜の上皮細胞を、膜から核内の遺伝子へと致命的な傷害を及ぼし続ける。

飲尿療法等により毎日大腸内の大便を一掃し、精製油を用いた油料理を食べず、たくさんの野菜を食べる生活が大腸ガンを予防する。

また、お茶（無農薬栽培）をたくさん飲むことも有益である。お茶に含まれるタンニンやポリフエノール類、ペクチン様物質等はヘム鉄などと結合（キレート）し、金属錯体の生体に対する働きかけを阻害することが知られている。これらは、間接的な抗ラジカル作用となる。

血清中の過酸化脂質

活性酸素、ラジカルによるラジカル連鎖反応によって生体膜が損傷され、その結果過酸化脂質の蓄積がもたらされる。そして、過酸化脂質は血流中を、主としてリポ蛋白にのって循環していく。血清中の過酸化脂質の濃度が一定の域を越えると、やがて血管壁の変性や種々の臓器や組織の損傷を引き起こすことになると考えられる。

通常、ラジカルは寿命が短く、細胞から細胞へそのまま移動することはない。過酸化脂質ラジカル、パーオキシラジカル等が恐ろしいのはその寿命が長く細胞毒性が強力であるだけでない。過酸化脂質という形で血流を通して全身に運ばれ、ヘム鉄などの遷移金属により還元され過酸化脂質ラジカル、パーオキシラジカルになること、つまり結果としてラジカルの連鎖反応が起きることにある。

食用油の問題

血清中の過酸化脂質の増加をきたす別の要因として、食物に含まれる過酸化脂質がある。食物に含まれる過酸化脂質は食物中の油脂の成分である不飽和脂肪酸が酸化されて生じる。不飽和脂肪酸とは二重結合（C=C）を含む脂肪酸であり、そこに酸素が結合することにより過酸化脂質が生成される。

そのメカニズムは生体膜が酸化され過酸化脂質が生成されるのと同様でラジカル連鎖反応である。ただ、開始反応の引き金を引くのは、光の照射が中心である。

不飽和脂肪酸は普通空気に曝されていれば、自然と酸化される。それは紫外線による。直射日光のみならず、日陰でも、雨の日でも、蛍光灯下でも紫外線は存在する。不飽和脂肪酸を含む脂質に光すなわち紫外線が当たると、食品に接する空気中の酸素がスーパーオキサイドラジカルに、そして食品の表面の水分子からヒドロオキシラジカルが発生する。それ等により脂質から水素原子が引き抜かれ、脂質ラジカルが生成される。それが酸素と反応してパーオキシラジカルが生じ、それが他の不飽和脂肪酸の水素原子を引き抜くことにより、再び脂質ラジカルが生成し連鎖反応を引き起こすのである。このとき、パーオキシラジカルに水素原子を与えることができる脂質以外の物質が存在すれば、ヒドロパーオキサイド（過酸化脂質）を生じ連鎖反応は停止することになる。また、開始反応の引き金は光だけでなく鉄イオンを触媒にすることによっても起こる。また、加熱によっても不飽和脂肪酸は酸化が促進される（図5参照）。

過酸化脂質それ自体が有害なのではなく、過酸化脂質がヘム鉄等の存在下でラジカル化された、過酸化脂質ラジカルが有害なのであることが強調されねばならない。

精製油と未精製油

植物原油の中には本来、種子中に存在するフラボノイド類やその他の抗酸化物質（スカベンジャー）などの有効成分が含まれている。市販の食用油は殆どが高度に精製されたものであり、それ等の有効成分は精製工程において殆ど除去されている。このことが、リノール酸等の高度不飽和脂肪酸を含む食用油の脂質の過酸化を促進させている。過酸化脂質（LOOH）となったものは、ヘム鉄

図5　活性酸素、ラジカル

（生体膜）↓　攻撃…………　連　鎖　反　応　…………

生体：不飽和脂肪酸→過酸化脂質→過酸化脂質ラジカル→（血中）→ラジカル
↓光　↑ヘム鉄　↑↓ヘム鉄

食用油：不飽和脂肪酸→脂質ラジカル→過酸化脂質→過酸化脂質ラジカル…

…………　連　鎖　反　応　…………

などの遷移金属の存在下において、還元され有害な脂質ラジカル（L·）を生じる。このラジカルは動物実験で強い発ガンプロモーター作用を示し、DNA切断活性を有している。

それに対して一九五五年頃よりも以前に主に使われていた未精製の油には天然の抗酸化物質が多く含まれ、抗酸化能が強い。前田浩博士によれば、脂質ラジカルが発生するモデル系の実験において、精製油と未精製油とを比較したところ、未精製油は精製油よりも三〇〇倍以上のラジカル中和活性が残っていたという（前田浩、『ガンは予防が最大の戦略』菜根出版、一九九六年）。

菜種原油の場合、過酸化脂質ラジカル、たとえばパーオキシラジカルLOO·の消去物質を特にビタミンE（トコフェロール）について分析した結果、LOO·消去に関してはγ—およびδ—トコフェロールが大きく寄与している可能性が判った。またそれ等複数の要素の相乗作用もあるらしい。ラジカル消去物質としてのビタミンEについては、これまでα—トコフェロールのみの活性が評価されてきた常識が見直されな

ければならない（前田浩他、食品の抗脂質ラジカル中和活性と発癌プロモーターの抑制物質とその作用機作の解析）。

まとめ

生体内にラジカルを生成させるのは、放射線や紫外線、薬物、煙草などのほか、食細胞からの生成、代謝系における生成、生体膜傷害を生ずるような疾病が発生した場合が考えられる。膜傷害の発生によって、ラジカル、活性酸素は過酸化脂質を生成し、血液中に流出する。血液中に流出した過酸化脂質は、過酸化脂質ラジカルを生成し、動脈硬化などの血管壁の変性やその他の多くの疾病を引き起こすと考えられる。血液中の過酸化脂質は生体膜由来のものだけでなく、食物由来のものもある。とくに高級不飽和脂肪酸を多く含む精製油が問題である。また、過酸化脂質から有害な過酸化脂質ラジカルが生成される場合、鉄などの遷移金属が触媒として働いている。したがって、貧血に対しても安易に鉄剤を使用せずむしろ複数の天然ビタミン剤の大量服用をし、ヘム鉄を多く含む赤身の肉の多食を控え、鉄鍋などの使用に十分注意をする必要がある。また、生成されたラジカルを消去するために、多種多量の抗酸化剤を含む野菜（煮汁）やお茶の常用、各種の複数の天然ビタミン剤の大量服用、未精製の食用油の使用が勧められる。

本稿は村尾憲優氏との共著による。

〔参考文献〕
前田浩『野菜はガン予防に有効か』菜根出版、一九九五年
八木国夫『序説フリーラジカルと過酸化脂質――特に動脈硬化との関連――』日本老年医学会雑誌、第二七巻第二号二七頁他、一九九〇年
吉川敏一『フリーラジカルの医学』診断と治療社、一九九七年
永田親義『活性酸素の話』講談社、一九九六年
三石巌『ガンは予防できる』太平出版社、一九九二年他

4　死因の概要と長寿の要因

一九二九年生まれの独り暮らしの婦人。私の所の初診は九八年一二月。右第三指近位指節関節が腫れて痛む。リウマチ反応陽性（＋）であった。寒くなると下肢が痛い。間欠性《かんけつせい》跛行《はこう》である。これはＭＲＩ検査の結果、腰部脊柱管狭窄症であることがわかった。手術はしない。

寝ていて時々動悸を感じることがある。他医でニトロールを処方されているが、狭心症であるとはいわれていない。これについては安静心電図で、冠動脈硬化の所見は認められなかった。血圧は一八二／八六㎜Hgと高い。家庭では血圧は高くないというので当初、私は降圧剤は出さなかった。サフラン〇・三五グラムとヨクイニン湯エキス等を処方して七カ月ほど経ったころ、頭痛・悪心・嘔吐があり、歩き方が右側方に偏位するようになった。私の所で血圧を測ると二〇二／八二と高い。降圧剤レニベースを処方したが、四日経っても症状が改善されないので、Ｋ開放型病院循環器内科に入院してもらった。

頸部血管エコー検査で右総頸動脈の内径が七五％も狭窄していることがわかった。動脈硬化による狭窄である。危険な状態であった。このような状態であるのに降圧剤によって血圧を下げると、脳への血流が減少し脳虚血、やがて脳梗塞となる。私が降圧剤を処方したことは誤っていた。

頭部MRI検査では未だ脳梗塞所見は認められず、歩行時に右側に偏る等の症状は一過性の脳血流量の低下によったものと思われた。また独り暮らしの不安感がつよく、自律神経失調症であるために諸症状が発現されやすいと考えられ、いつでも在宅支援看護センターに連絡がとれるようにすることにした。

その後、精神の安定がはかられているものと見え、血圧が上昇しない状態が続いているようである。

私の処方は、サフラン〇・七グラム、釣藤散《ちょうとうさん》エキス、黄連解毒湯《おうれんげどくとう》エキスと改め現在に至る。ビタミン剤の大量服用（A・肝油、C・アスコルビン酸、E・ユベラックス300）を続けている。頚部血管エコー検査の結果は、半年後も改善されていない。

血清総コレステロール値は二二七㎎／dℓ（基準値一三〇〜二二〇）、LDLコレステロール値は一四二㎎／dℓ（基準値六〇〜一四〇）と、基準値に比しわずかに高値であった。このような場合、コレステロール値を下げる薬を私は処方しない。

『国民衛生の動向』（「厚生の指標」臨時増刊 第四六巻九号五二頁、一九九九年）によれば、日本人の虚血性心疾患（心筋梗塞）の死亡率は人口一〇万対五七・五であり、イギリス人（一〇万対二六〇・九）の五分の一弱である。プラバスタチン（メバロチン）という血清コレステロール値を下げる薬の長期服用で心筋梗塞死が減少するということは、このイギリス人男性において初めて達成された結果であり、イギリス人の女性及びイギリス人よりも心筋梗塞死がはるかに少ない日本人においては確認されていない。

問題の本質は、コレステロールの高値だけにあるのではなく、ＬＤＬコレステロールが酸化されやすい条件すなわち、喫煙・運動不足・野菜食の不足・精製された食用油を用いた食事・精神的な過剰のストレス等々の程度の差である。換言すれば、人々の生活全般において抗酸化剤・活性酸素消去剤（スカベンジャー・Scavenger）がどれだけ十分に保有されているかが問題である。

血清コレステロール（とりわけＬＤＬコレスレロール）値が高いと、虚血性心疾患（心筋梗塞）による死亡率は高くなる（図6）。しかし脳卒中死（脳出血・脳梗塞）はその逆である（図7）。

世界各国の脳卒中年齢訂正死亡率と血清総コレステロール値との相関関係を調べてみると図7の如く、血清総コレステロール値がある程度高いと（二二〇〜二六〇㎎／dℓ）死亡率が低く、ある程度低いと（一五〇〜一七〇㎎／dℓ）死亡率が高い（家森幸男『長寿をもたらす食生活——沖縄とハワイ・ブラジル日系人の調査から』日本歯科医師会雑誌五〇巻一二号一九九八—三）。これは蛋白質の十分な摂取が脳卒中死亡率を下げるという動物実験の結果（堀江良一『脳卒中がほんとうになくなる日』保健同人社一九八四年）と、同様の事のようである。

同じようなことが、ガン等についても言える可能性がある。細胞をガン化から守る最後の防壁は、その細胞膜である。コレステロールはその細胞膜の構造や機能（膜の能動輸送、流動性、透過性等）を保つための重要な成分である。従ってコレステロール値が低過ぎると、心筋梗塞以外のガン・脳卒中・肺炎等による死亡率が高くなるようである。

従って、欧米諸国に比し心筋梗塞死が少なくガン死や脳卒中死が多い日本人の場合、コレステロ

図6　血清総コレステロール値と虚血性心疾患年齢訂正死亡率（男性）

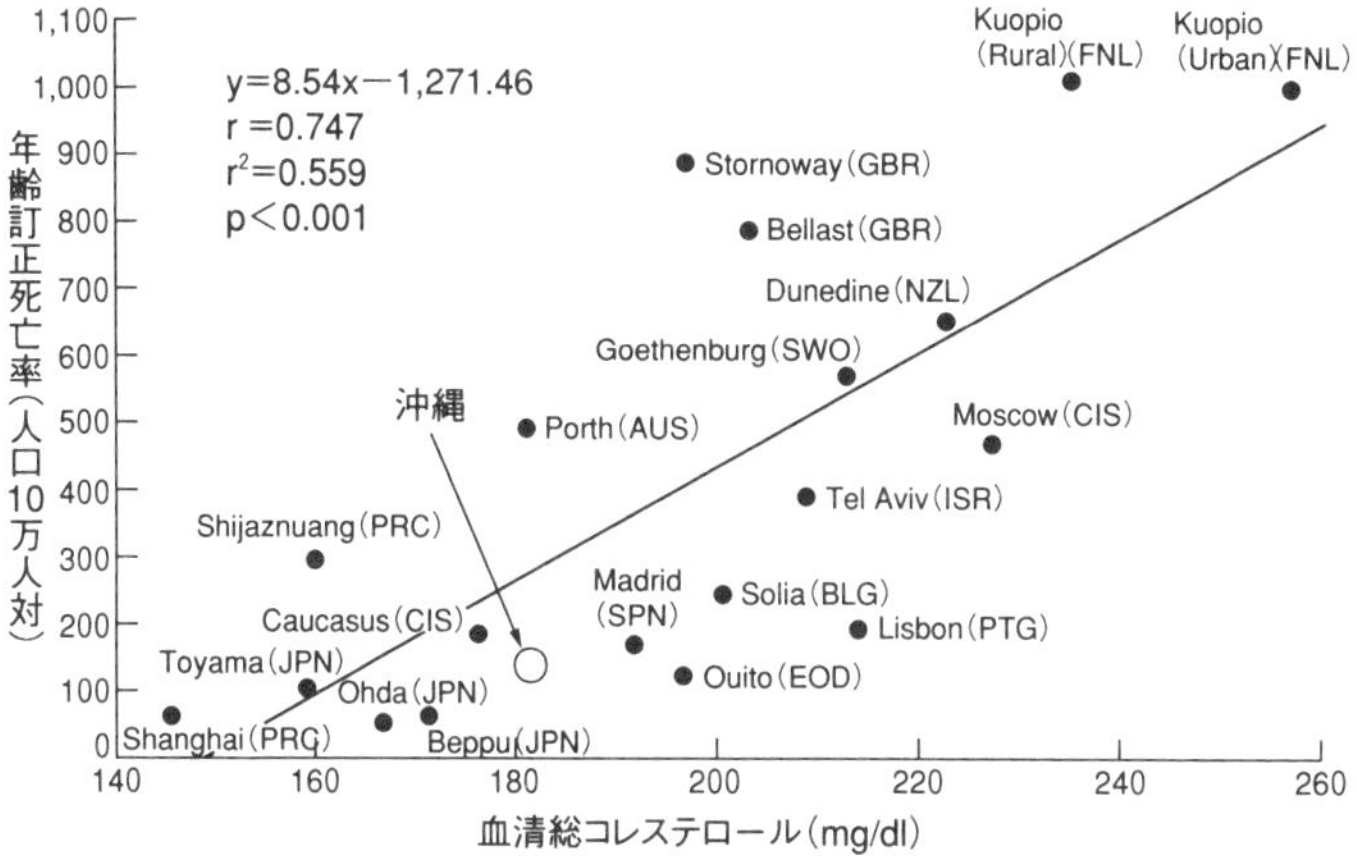

図7　血清総コレステロール値と脳卒中年齢訂正死亡率（男性）

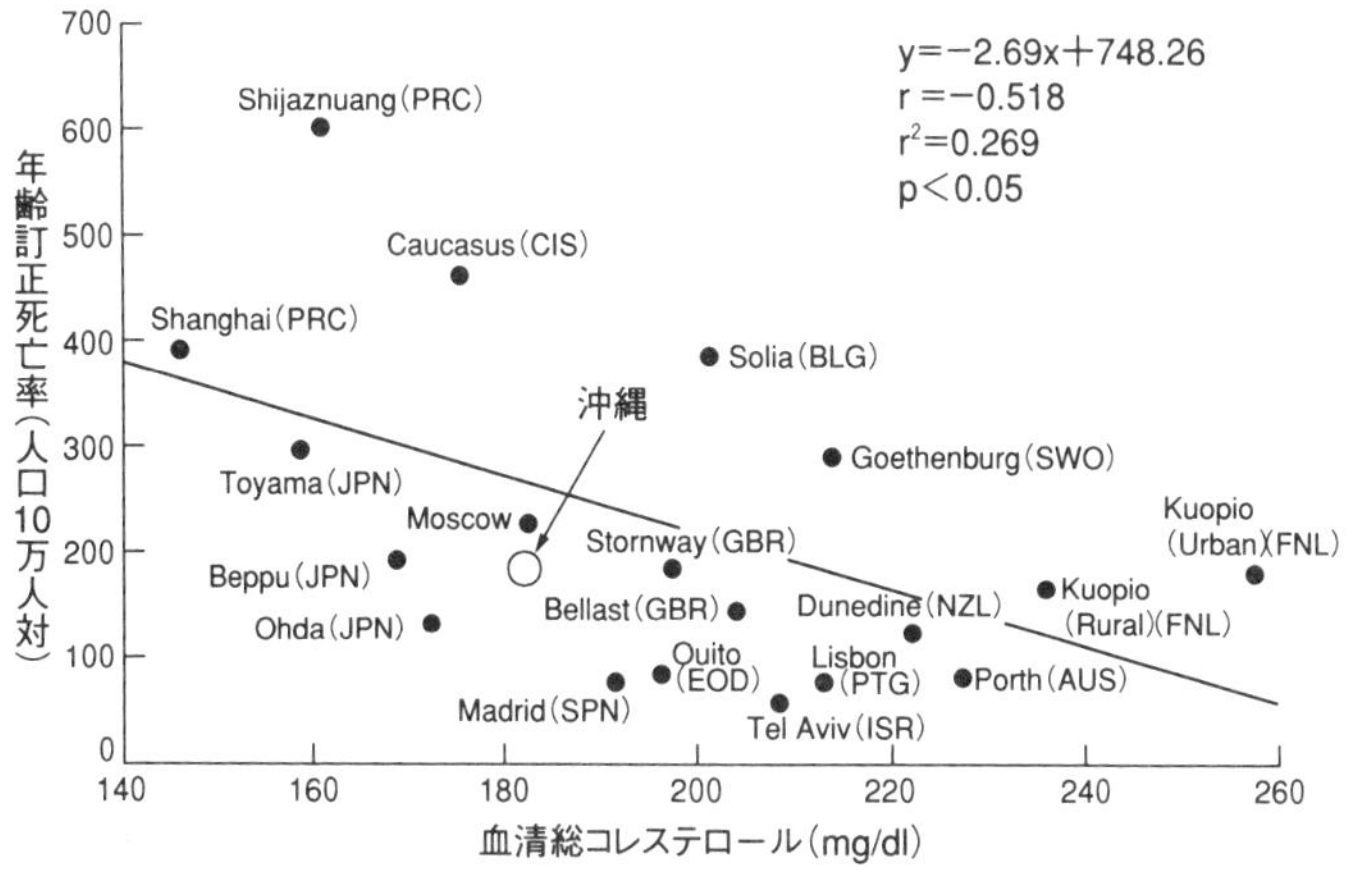

ール値が高い状態は総死亡率に対し危険因子ではなく逆に予後改善因子として働いていると考えられる（表2・浜六郎「プラバスタチン（メバロチン）は本当にEvidence-Basedか?」『正しい治療と薬の情報』医療品・治療研究会、第一四巻六号、一九九九年六月）。コレステロール値がやや高い方がむしろ健康であるとさえ言える。

血清総コレステロールが標準値より高い、即、肝臓の代謝阻害剤であるところのコレステロールを減らす薬を飲まなければならない、という考え方は必ずしも正しくないと思われる。

高コレステロール血症に対して即、コレステロールの肝臓における代謝阻害剤を用いるのではなく、先述したLDLコレステロールが酸化されやすい生活条件を改善することが基本であり、理論的にはさらに次の二つの考え方に集約される。

(1) 先述したように抗酸化剤を十分に保有することにより、LDLコレステロールの酸化に対処する。それには、毎日規則正しい運動を続けることにより、体内のSOD（スーパーオキサイドディスムターゼ・superoxide dismutase　活性酸素Oの消去剤）の増産をはかる。

また、豊富な抗酸化剤を含む野菜食（煮汁）と天然素材のビタミン剤の大量摂取が必要である。ビタミンAは肝油（一日量六粒／三五〇〇単位）、ビタミンCはアスコルビン酸（一日量三～六グラム）、ビタミンEはユベラックス三〇〇（一日量三カプセル／d－αトコフェロール三〇〇ミリグラム）。なお各ビタミン剤は一日三回、食事中か食後に飲む。

(2) 生体内では余分なコレステロールを胆汁に排泄させるのに、レシチン及びビタミンC・Eが働く。LDLコレステロール自体の中にもレシチンは含まれるが少量である。従って、レシチンを

郵便はがき

料金受取人払

本郷局承認

45

差出有効期間
2001年5月
3日まで
郵便切手は
いりません

113-8790

117

東京都文京区本郷
二-二七-五
ツイン壱岐坂1F

（受取人）

緑風出版 行

ご氏名

ご住所 〒

☎ （ ） E-Mail:

ご職業/学校

本書をどのような方法でお知りになりましたか。

1.新聞・雑誌広告（新聞雑誌名 ）
2.書評（掲載紙・誌名 ）
3.書店の店頭（書店名 ）
4.人の紹介 5.その他（ ）

ご購入書名

ご購入書店名 所在地

ご購読新聞・雑誌名 このカードを送ったことが 有・

取次店番線
この欄は小社で記入します。

ご指定書店名

同書店所在地

ご住所

☎

ご氏名

書名

定価　　円

ご注文冊数　　冊

購入申込書

小社刊行図書を迅速確実にご入手いただくために、このハガキをご利用下さい。ご指定の書店あるいは直接お送りいたします。直接送本の場合、送料は一律三一〇円です。

読者通信

今回のご
購入書名

ご購読ありがとうございました。

◎本書についてのご感想をお聞かせ下さい。

◎本書の誤植・造本・デザイン・定価等でお気付きの点をご指摘下さい。

◎小社刊行図書ですでにご購入されたものの書名をお書き下さい。

表2　血清総コレステロール値別、総死亡率の相対危険度

（160—199mg/dℓの危険度を1.00とした相対危険度）

	血清総コレステロール値（mg/dℓ）			
	—159	160—199	200—239	240以上
男性	1.086	1.00	0.898	0.798
女性	1.470	1.00	0.963	0.941
男女	1.264	1.00	0.930	0.867

表3　平成9年・8年の死因順位でみた死亡総数に対する割合

死亡順位 平成9年（'97）	死　因	死亡総数に対する割合（%） 平成9年 （'97）	 平成8年 （'96）
	全死因	100.0	100.0
第1位	悪性新生物	30.2	30.3
2	心疾患	15.3	15.4
3	脳血管疾患	15.2	15.7
4	肺　炎	8.6	7.9
5	不慮の事故	4.3	4.4
6	自　殺	2.6	2.5
7	老　衰	2.3	2.3
8	腎不全	1.8	1.8
9	肝疾患	1.8	1.8
10	糖尿病	1.4	1.4

資料　厚生省「人口動態統計」

含む鶏卵（黄身）や大豆を毎日食べる。卵を食べるとコレステロールが増えるから悪い、と言うのは誤っている。

長寿県沖縄の場合は、虚血性心疾患の死亡率を増加させるほどのコレステロールのレベルにはなっていないし（図6）、脳卒中の死亡率を上げるほどのコレステロールのレベルでもない（図7）。心筋梗塞死も脳卒中死も少ないという理想的なレベルにコレステロール値は保たれている。胃ガンの死亡率においても沖縄は、日本全国で最も低い地域に属する。

家森教授の総括によれば沖縄県の長寿要因としては、豆腐・海藻・豚肉料理・低塩食であり、かつ先祖崇拝をもとにした和合のある共同体生活にあるという。

表4　3大死因の年齢階級別死亡率（人口10万対）・死因順位　1997年

	悪性新生物死亡率	順位	心疾患死亡率	順位	脳血管疾患死亡率	順位
全年齢	220.4	1	112.2	2	111.0	3
0歳	2.8	11	11.8	6	1.8	15
1～4	3.1	3	1.7	5	0.3	15
5～9	2.4	2	0.6	4	0.3	8
10～14	2.4	2	1.2	3	0.3	8
15～19	3.9	3	1.9	4	0.5	7
20～24	4.2	3	2.9	4	0.8	5
25～29	6.8	3	4.1	4	1.5	5
30～34	12.2	2	5.7	4	3.1	5
35～39	23.1	1	9.5	4	6.2	5
40～44	47.2	1	14.1	3	12.3	5
45～49	90.5	1	25.5	2	23.0	4
50～54	151.8	1	39.2	2	36.5	3
55～59	239.0	1	59.4	2	51.1	3
60～64	401.0	1	102.2	2	88.0	3
65～69	619.3	1	170.8	2	149.8	3
70～74	822.1	1	286.2	2	266.7	3
75～79	1094.9	1	554.1	3	559.5	2
80歳以上	1657.4	3	1689.4	2	1795.2	1

日本人の、一九九七年及び九六年の、死因順位でみた死亡総数に対する割合は表3に示される。両年の割合に大差はない。

死者一〇〇人中の主なその死因は、三〇人がガン等の悪性新生物、脳卒中及び心筋梗塞等が各々一五人ということである。これ等上位三者で全体の六一パーセントを占める（表3）。

これ等上位三者は、表4に示されるように歳をとるほど増加する。老人が増えるほど増える。基本的には老化現象にもとづくものと考えられる。従って、死亡率の年次推移や地域格差をくらべるには年令構成の差異をなくす必要がある。そのために表4のように、五歳ごとに年令階級を区切ってそれぞれに死亡率を計算し、一九八五年のモデル人口と掛け合わせて年齢調整死亡率というものを得る。

図8　都道府県別年齢調整死亡率（人口10万対）—男・女—

平成7年（1995）

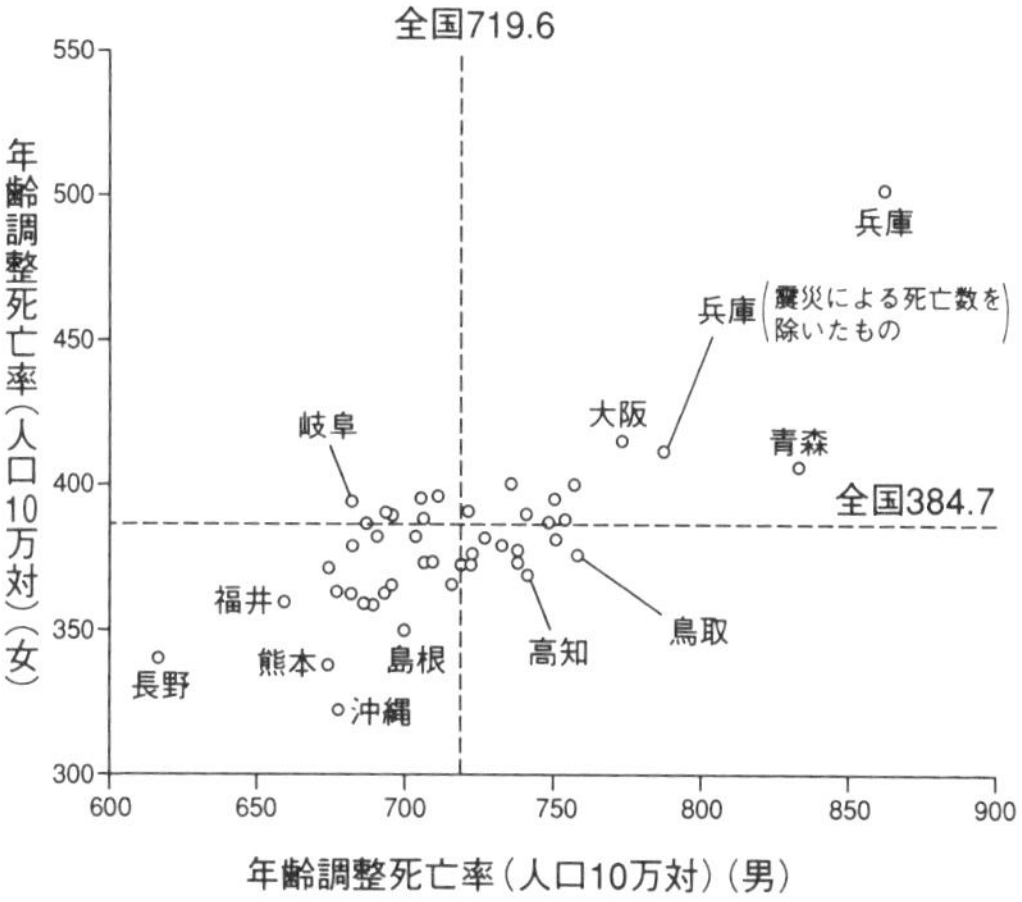

注　震災による死亡数を除いても兵庫県の死亡率が高いのは、粗死亡率の分母である人口の減少等の影響も考えられる。

資料）厚生省「平成7年都道府県別年齢調整死亡率」

この年齢調整死亡率というもので比較すると、悪性新生物（ガン等）の死亡率は五〇年前と現在も殆ど変わらないのであった（本書第二章2、「肺ガン」参照）。

一九九五年の年齢調整死亡率（人口一〇万対）を都道府県別に見ると沖縄・熊本・長野等が低く、青森・兵庫・大阪が高い。男の死亡率が高い県は女の死亡率も高く、女の死亡率が低い県は男の死亡率も低くなっており、男女の死亡率には相関関係が見られる（図8）。

全国平均値では、女性の死亡率は男性のわずか五三パーセントである。女性は男性よりはるかに長生きする。

これを三大死因について観察すると次のようになる。悪性新生物では、男が中部地方で低く、近畿西部・九州北部で高い傾向がある。心疾患については、男女ともに日本海側に低く、近畿西部に高い傾向がある。脳血管疾患（脳卒中）では男女とも各都道府県の格差は減ってきてはいるが、西日本に死亡率の低い県が多く、東北地方・北関東に死亡率の高い県が多い（図9）。

青森の死亡率が高く東北地方に脳卒中死が多いのに対し、南の沖縄が長寿県であることに我々は注目しなければならない。

沖縄県長寿の検証に長年携わってこられた家森幸男教授等の業績によれば、脳卒中の発症を抑制する大きな因子は、①蛋白質（大豆や魚類や豚肉）及び②海藻や野菜の十分な摂取、③低塩食、等々であるという。これ等の因子は単に脳卒中の予防に働くだけではなく、ガンの予防にも共通するものである。これ等にさらに、闘争心のない穏やかな集団生活をするという因子が加わり、心筋梗塞にもなり難くなる。総じて、長寿に導くものと考えられる。

一般に、寒くなると血管は収縮し血圧は上がり、暖かくなると血圧は下がる。寒い地方は血圧の上昇という点で高血圧には不利である。この不利な点を克服するという意味でも、東北の人々は沖縄の長寿要因を研究し生活を改善すべきであると思われる。干物や塩漬けを避け新鮮な魚類を、冬期も品種を代えて緑黄野菜を、確保するようにする。納豆等の大豆製品を自らつくる等々。

（注）

本文の図表は、厚生統計協会「国民衛生の動向」『厚生の指標』一九九九年第四六巻第九号から引用したものである。

〈参照〉
家森幸男「長寿をもたらす食生活」日本歯科医師会雑誌、五〇巻一二号、一一八三頁、一九九八―三

図9　都道府県別にみた年齢調整死亡率（人口10万対）

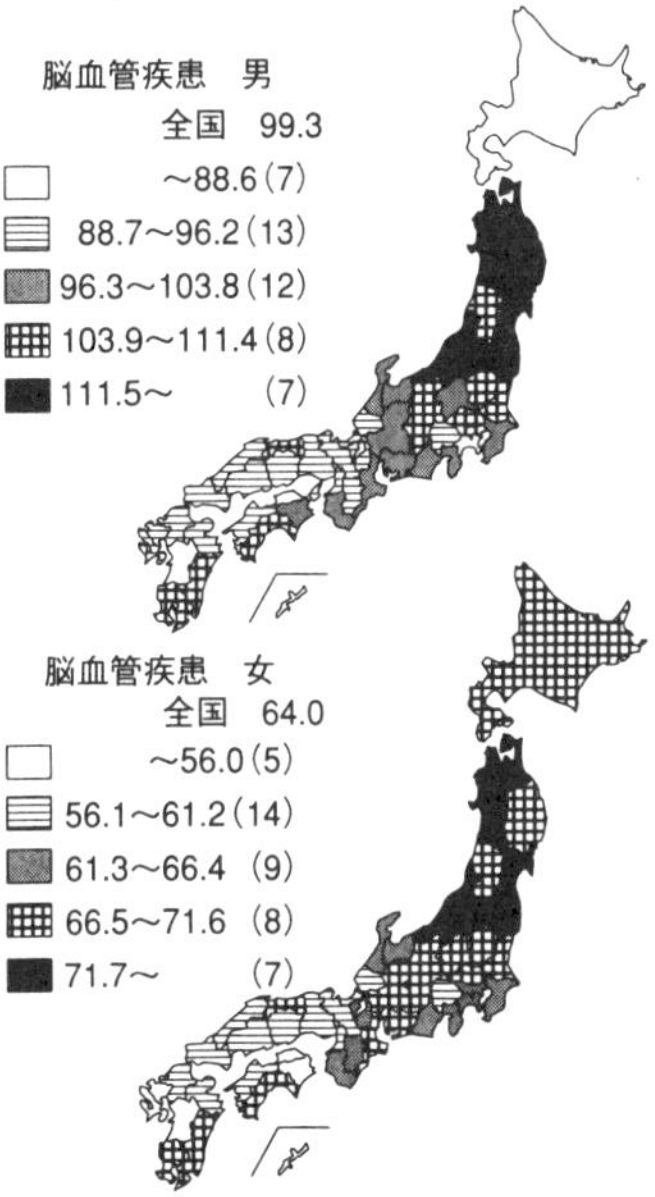

注）　年齢調整死亡率の基準人口は、「昭和60年モデル人口」である。
　　　階級分けについては、標準偏差により5段階に分けている。
資料　厚生省「平成7年都道府県別年齢調整死亡率」

第二章　進行ガンと免疫療法

1　進行ガンの診療をめぐって
――免疫療法はどう使うか

末期ガンと免疫療法

症例一

一九三〇年生まれの婦人。私の所の初診は九六年九月。親孝行の息子さんにともなわれての来診であった。

O市立大付属病院外科の診療情報提供書によれば九六年一月、幽門狭窄をともなった進行胃ガンで、胃の亜全摘手術が行なわれた。手術中の所見ではT_3（SE）$N_1P_0H_0M_0$で$Ⅲ_a$期であった。[1] D_2のリンパ節廓清術が施行された。[2]

外来で制ガン剤の内服薬が投与されたが、黄疸が認められたので中止されたという。胃ガンは血行性に肝臓に転移し、九六年八月には超音波エコー検査で多発性の肝臓ガンが認められた。それに対してTAE（経カテーテル肝動脈塞栓術）が予定されたが効果は期待できず、予後は不良で余命は三カ月から半年と言われた。

我々の所で調べたT細胞免疫能の、リンパ球幼弱化試験の結果はPHA二八二S.I.（基準域二九〇以上）、Con-A二四一S.I.（基準域二二〇以上）、CD4/CD8＝一・六五（基準域一〜二・五）とよく保たれており、免疫療法の意義はあると考えられた。免疫療法により、ガンは治せなくても、ガン末期の苦痛を和らげることができる場合が多い。そこに治療の焦点を絞るべきである。胃ガンの腫瘍マーカー[3]であるCEAは一三七五ng／mlと高値であった。私は気休めと思われるTAEの実施には反対した。蓮見ワクチン（K・M＝胃ガン用ワクチン）、漢方薬等を処方してあげた。

「去る九七年三月一六日、母が他界いたしました。昨年の九月以降、投与していただきました漢方薬、蓮見ワクチンの注射およびビワの葉温灸等を自宅で続けておりましたが、死去する一カ月前には自宅療養もできず再入院し、家族全員の見守る中ついに力尽きました。

ただ、伝え聞きますような激痛もほとんどなく、先生の言われた穏やかな最後を迎えられたと思っております。思えば半年の間家族もふくめ、病いとの闘いになりましたが、その間何かとお力添えをいただき誠に有難うございました。（後略）」

症例二

六二歳男性。C型肝硬変症で肝細胞ガン。

肝臓ガンは血小板が減ってくると発生しやすくなるので、血小板と腫瘍マーカーのαフェト蛋白の推移をみておく必要がある。

肝ガンが発生したらその治療法には次の四種類がある。

①手術

②TAE（経カテーテル肝動脈塞栓《そくせん》療法）

③PEIT（経皮的エタノール注入療法）

④スマンクス（SMANCS）リピオドール動注療法

原発性肝ガンは再発しやすい。従って、肝臓の手術を繰り返して行なうことは、それ自体が生命の危機を伴う。

ガンの部分に行く動脈を、抗ガン剤を混ぜたゼラチンスポンジで閉塞《へいそく》させて血流を遮断し、ガンを壊死《えし》に陥らせるTAEは、反復して繰り返すのに限度がある。アルコールを経皮的に肝臓の患部に注射するPEITは、ガン細胞を散らすおそれがある。この患者さんにはスマンクス（SMANCS）リピオドール動注療法をやってもらった。この方法は原発性肝ガンの治療法として開発されたが、適応があれば次の症例三の場合のように他のガンの治療にも用いられる。

肝臓ガン発生から三〇カ月がたち、六度目の治療後八カ月たったが、免疫療法で再発を防ぎながら普通の生活を送っておられる。

症例三

六三歳の男性。胆管細胞ガンで一〇年前に手術したが、本人には告知されていない。その時にC型肝炎が発見され、我々の所の初診時にはそれが肝硬変になっていた。

ウィルス性肝炎はガンになりやすいので、ガンの予防を治療方針とする。蓮見ワクチンのHC・M（肝ガン用）を注射していたが、胸が痛くなった。検査の結果、肺ガン（扁平上皮ガン）で、[4]すでに胸膜と肋骨に転移していた。呼吸器科の医師から放射線治療と抗ガン剤の全身投与を勧められたが、抗ガン剤の局所療法と全身的な免疫療法を行なうことにした。

抗ガン剤の使い方には、次の五種類がある。

(1) 内服。胃腸で吸収されてから全身に回る。

(2) 静脈注射。いったん心臓に入ってから目標の臓器だけでなく全身に回る。

(3) 動脈注射。目標の臓器へ直接向かう動脈に注射する。医師には経験と技術が必要である。動脈注射に用いる薬剤の調剤法はさらに次の三種類に分類される。

①水性の溶解液。抗ガン剤を水性の溶媒に溶かして注射する。リザーバーによる持続動注療法がある。

②油性の混合（懸濁《けんだく》）液。油性の造影剤である溶媒に薬を混合する。薬剤は超音波等を用いて混合させる。スマンクス（SMANCS）リピオドール動注療法がある。

③油性の溶解液。いったん油性の溶媒に薬剤を溶解させる。さらにそれを油性の造影剤に溶解させて、しかる後に当初の油性の溶媒を除去する。

このうち、②と、さらには薬剤が油の粒子の中に溶解しておりその油が腫瘍のまわりに停滞して腫瘍を数週間包囲する③の方法が、最も合理的であり効果的である。患者さんにはこれらの方法で治療してもらった。

さらに珠光会《しゅこうかい》診療所でHC・MとLU_2・M（肺の扁平上皮ガン用）両ワクチンの併用として、自家ワクチンを処方してもらった。胸痛は強く、麻薬（MSコンチン）を服用した。

制ガン剤の動注療法を六回繰り返され、我々の所の初診後一年半で亡くなられた。

症例四

四二歳の主婦。五年前に乳ガンの手術をした。乳ガンⅢ期。全身の骨に転移している。しかし、普通の家庭生活を営んでおられる。乳ガンの自家ワクチンを打ち、本人の免疫能をツベルクリンの皮内反応とTリンパ球免疫能で調べている。腫瘍マーカーCA15-3は一三〇〇U／mlと異常高値であるが、リンパ球幼若化《ようじゃくか》試験PHA,Con-A及びT細胞サブセットのCD4/CD8の検査結果は正常であった。

全身にビワの葉の温圧療法（後述）を施す。漢方薬十全大補湯《じゅうぜんだいほとう》、メガビタミン療法、バイオプラン[5]の服用が続けられた。

やがて貧血がつよくなり、ホスピスで新鮮血輸血をしてもらうようになった。

症例五

六五歳男性。肺ガン。

最強の抗ガン剤シスプラチン（白金）の副作用にも耐え、肺全体に病変がひろがった状態で万策尽きて来院された。一年足らず蓮見ワクチンのLU_1・M（肺の腺ガン用）を打って、幸せに安らかに息を引き取られた。幸い胸水もたまらなかった。この方は最後まで入院せず、自宅で遺言の声をテープに吹き込んで他界された。免疫療法によって安楽死が期待できる。

症例六

四八歳の独身の女性。乳ガンが手拳大になったが、絶対切らないと頑張り、放射線治療をせず、抗ガン剤も用いず、蓮見ワクチンの自家ワクチンを打ち、メガビタミン療法と漢方薬を続け、御自分の死を直視して生きておられた。

ガンは肋骨に転移していた。我々の所の初診後二年二カ月目現在ホスピスに入院中であったが、そこでは投薬も注射もなく、本人の好きなようにさせてもらっていた。

その後の経過は、本章「死に場所を選ぶ」の第二例をご覧いただきたい。

ガン診療の専門家の盲点「免疫療法」

広義の、いわゆる免疫療法をやっていれば末期のガン疼痛の程度は概して軽く、モルヒネを使用しなくても済む場合が多いのを経験する。また、制ガン剤の副作用を軽減させる効用がある。これらは患者さんにとっては非常に良いことである。たとえガンが治らずに病状が進むことがあっても、免疫療法を継続するということが大切である。免疫療法を評価するに当たり、免疫療法によりガンが治るか否かという単純な考え方をしてはいけない。生活の質（ＱＯＬ）が良くなるということで評価しなければならない。

なお一般には、肝転移の予防として門脈内化学療法・肝切除後の残存肝動脈注射法・温熱療法等が行なわれているが、あくまでも局所療法であり延命効果を期待できるものではない。たとえ劇的な効果はないとしても、我々は全身的な免疫療法の継続の必要性を主張する次第である。

茨城県立中央病院内科チームの調査によれば、治癒の見込みがないガン患者が、その事実を告知された場合でも、効果が期待できない制ガン剤等の化学療法を半数以上が選択した。痛みを除去する対症療法やホスピス型療法の選択は二割にとどまっている（『全国保険医新聞』一九九八年一〇月五日）。これは、大多数の日本人に死生観が欠如しているということ、及び制ガン剤の本質とその正しい使い方がよく理解されていないということ、更に我々の言う免疫療法の存在とその意義があまりにも知られていないこと等を如実に示している。

いま日本ではガンの治療に関して、「患者よ、がんと闘うな」「君、闘わずしてがん死するなかれ」というような互いに相い異なった情報がとびかっており、世相を反映してか異様な状態にある。いずれの場合にもスカベンジャー（活性酸素消去剤）のことや免疫療法が無視されているのは、ガンの基礎医学的な知見が臨床家に欠如していることを示している。

ガンと一口に言っても、実際のガンの治療には各ガンによってそれぞれ異なった要素があり、非常に専門的な知識が要求される。しかし、ガンの治療を健康法を含めて包括的に捉《とら》え、臓器という人体の部分ではなく、全身的な個体の問題と捉え、各科の枠を越えて全てのガンを一人の医師が体験するような巨視的《マクロ》な視野を持ち、発ガンの本質と放射線治療や化学療法の本質をフリーラジカルにあるものとして統一的に理解し、それに対する生体防御を踏まえた議論は少ないように思われる。それは医学部教育において治療学総論が欠如していることと、医師の縄張りが専門化され視野が狭くなっていること、および医療の営利性等々と無関係ではない。

現実に行なわれている医療というものは、それが利益を生むものであるか、あるいは研究上業績と名誉につながるものが多い。

ある医学雑誌を見ていたら、二人の進行胃ガンの患者さんが六年経《た》っても健在であるという症例報告の論文があった。進行ガンであるということの他に、二人ともαフェト蛋白という肝臓ガンの腫瘍マーカーを産生する特異な胃ガンであり、一般的には生き延びるのが難しいガンであった。それが五年以上生存出来たから論文になったのである。

その要旨は日本臨床外科学会総会で発表されたものと記されていた。二例とも手術時の総合的進行程度はⅣa期の進行胃ガンであった。一例は肝臓に転移しており（$P_0H_1N_2T_3$）、幽門側の胃が切除され転移性の肝臓ガンはTAE（経カテーテル肝動脈塞栓術）で治療された。他の一例は横行結腸に直接浸潤しており（$P_0H_1N_2T_4$）、幽門側の胃の切除と横行結腸の切除が行なわれた。論文における主張は、転移性の肝臓ガンを積極的にTAEで治療したことが有意義であり、一例（前者）にはマイトマイシンの静注を一〇回、二例とも内服薬の制ガン剤（前者にはフトラフール六〇〇㎎／日を六年間、後者にはフルツロン一二〇〇㎎／日を七年余）を連続投与したことが良かったのではなかろうかというものであった。なお前者は、七年後にガンが肝臓に再発し亡くなっておられる。

私はこの論文を読んで次のようなことを考えた。

普通ではとても助からないと思われるような進行ガンの患者さんが、手術・放射線療法・化学療法等の治療を受ける受けないに拘《かかわ》らず何年も生き延びるという場合は根本的には、主にその人の体に本来備わっている免疫力が十分に活性化された結果、ガンの進行が停止しあるいはガンの再発・転移が防止されたものと考えられる。従ってこのような論文を書く場合には必ず、治療開始前とその後に、少なくとも細胞性免疫能の検査が実施されその結果が記載されなければならない、と私は考える。しかしこの論文でも、リンパ球幼弱化試験といわれるT細胞の免疫能の検査は行なわれていなかった。一般にこの種の検査が施行されないのは、進行ガンが手術後再発・転移しないということは再発防止のための制ガン剤の投与の効果と考えられ、免疫力の存在は問題にされていないからであろう。

制ガン剤の主たる作用は、相手分子の最外殻の電子一個を奪う強い化学反応のフリーラジカル反応である。それはガン細胞の遺伝子を変質させるのみならず、正常細胞の遺伝子や免疫能を持つリンパ球をも傷つける。これが副作用と呼ばれるものの本体である。遺伝子の傷害が突然変異をもたらせば、それは発ガンに至る道である。フリーラジカル反応には発ガン性があり、免疫力をはじめとする生体側の防御機能を低下させる。生体側の防御機能が低下する隙《すき》をついてガンの再発・転移は起こる。すなわち、制ガン剤は両刃《もろは》の刃《やいば》である。宿主とガンとの間に成立している免疫寛容を阻止するために、短期間の制ガン剤の使用は有用であるが、それは免疫療法の実施を前提とする。

この場合、制ガン剤の副作用がほとんど問題にならず六年余にわたる連続投与が可能であったというのはどういうことであろうか。弱い制ガン剤であれば、効果が弱いかわりに副作用も少ないであろう。十分効果がある強い制ガン剤であれば、制ガン剤の副作用をうわまる免疫力と抗酸化能が患者の体に保持されていなければ、長期にわたる連続投与は遂行出来ないのである。放射線治療の場合もほぼ同様である。従っていずれの場合も、生体側の少なくとも細胞性免疫能の測定は欠かせない。にも拘らず、現実にはこの検査はほとんど行なわれていない。

さらに、一体この二人の患者さんたちはどのような方法によって、十分な免疫力と抗酸化能を維持することが出来たのであろうか。たいていの制ガン剤は連続して一〇カ月投与されると、ガン細胞はそれに対して薬剤耐性を獲得することが知られている。これら二人の症例のように六年以上も同一の薬剤を連続投与することに、果たして如何なる意義があるであろうか。

私は思った。医師はこの二人の患者さんたちに六年間にわたり制ガン剤を投与し続けたが、果たして患者さんたちはそれをきちんと飲み続けたのであろうか。医師による制ガン剤の注射は避けられないが、副作用を恐れて処方された制ガン剤を飲もうとしない患者さんに私はよく出会う。高価な薬代がもったいないないし医師を裏切るのは良くないから、投薬を正直に拒否するように私が言っても、患者さんは手術した外科医を恐れて正直にものが言えない。患者さんは手術してもらった病院から見離されるのが恐ろしいのである。黙って、処方された制ガン剤を飲まずに捨てる。さらにそのうえ医師に内緒で、抗酸化物質の大量服用や他の治療法（代替医療）を探し求める。抗酸化物質の大量投与や免疫療法の意義を理解している私自身は原則として、その患者さんの主治医の了解を得なければ免疫療法による治療に協力はしないことにしているが、気の毒な思いをすることが多い。

医師が権威と権力で患者の上に君臨し、情報を全て公開せず、患者が心から納得していないのに服従を要求するならば、種々の不幸な結果についての責任を医師のみが問われることにもなる。

しかし患者も、究極的には自分の体の真の主治医は自分自身であるということを覚らねばならず、自分の病気の治療法については最終的には自分で決めるという自己決定権を行使できるようにならなければならない。そのためには患者もよく学びよく考え、成長しなければならない。

ガン治療の正攻法

ガンの治療法は大別すると次のようになるであろうか。

① 手術
② 放射線
③ 制ガン剤
④ ホルモン剤
⑤ 免疫療法
⑥ 抗酸化物質（スカベンジャー）の十分な摂取

①から④までの治療法に対して、⑤及び⑥は本質的にはガンの予防法であり、従ってガンの再発防止に最適のものである。悪性リンパ腫等に対する速効性のある免疫療法が先端治療の一種として開発されてはいるけれども、いま一般的に我々が用いている免疫療法には速効性はない。①から④までの治療法をやって無効であった患者さんが免疫療法を求めて来られても、免疫療法が効いてく

るまでの間患者さんの体がもたないということも多い。それで重症のガンに免疫療法をするにあたって大切なことは、患者さんが肺炎などのガン以外の病気にやられないように丁寧に対症療法・看護をすること、決してあきらめずに長続きさせることである。その結果、延命がはかられることもあり、たとえ助からなくてもガン末期特有の疼痛がなく安らかな最後を迎えられる例が多いことが知られている。健常人でもその体内には常にガン細胞は発生しているが、免疫機構をはじめとする生体防御機構が常に監視をしその排除にあたっているので、現在のところいわゆるガンにならずに済んでいるわけである。

ガンの免疫療法とは、本来人間の体に備わっている防御機構である免疫力、すなわち体にとって都合の悪いものを自らそれと認識し排除する機構を活性化させ、健常人かそれ以上に免疫力を復活させるための刺激療法である。制ガン剤を使ってガン細胞の遺伝子を攻撃する療法とは異質のものである。特殊な免疫療法を除けば、一般に免疫療法はゆっくり効いてくるものであり、制ガン剤等と同じ物差しでその効果を判定するのは誤りである。

生体の応答を経て機能を発揮する薬剤群をＢＲＭ（Biological Response Modifier・生体防御修飾物質）という。これらのほとんどは、生体防御機構のいずれかの構成因子、いずれかの段階に働いて機能を発揮する。免疫療法に用いられる薬剤もＢＲＭである。

また、ビワの葉温圧療法などは物理的な刺激によって、生体の免疫力を高める働きがあるのではないかと、治験例を見て考えさせられる。免疫療法は必ずしも、薬剤によるもののみではないということである。

体に本来備わっている機構に働きかけその機構を使うのであるから、一般に免疫療法には②から④におけるような副作用はない。また①から④までの治療法が、当面する一つのガンを対象としているのに対し、免疫療法と抗酸化物質の十分な摂取の場合は他の病気の治療にもなる。たとえば胃ガンの再発防止のために免疫療法と抗酸化物質の十分な摂取をすれば、風邪をひきにくくなり、胃ガン以外のガンや各種の成人病にもなりにくくなることがあり得る。生体防御機構を活発にさせることで、健康の全般的なレベルを上げることが望ましい。

②から④までの治療法をガンの再発防止に用いることは副作用の面でも好ましくない。ガン腫の存在自体および、放射線療法と制ガン剤の副作用は、生体防御機構の働きを低下させる。ガン再発防止・予防には免疫療法と抗酸化物質の十分な摂取が正攻法と考えられる。

卵巣ガンの治療におけるシスプラチン等の制ガン剤の効果、前立腺ガンの治療における抗男性ホルモン剤の効果等々は認められている。これからも①から④までの治療法の進歩はあるであろう。しかしいずれの場合においても、ガンの再発防止にはもちろん、①から④までの治療の最中でも免疫療法と抗酸化物質の十分な摂取の併用は望ましい。これが真の意味での、ガンの綜合的な治療である。

ワクチン療法の位置付けと使い方

手術、放射線治療、化学療法を拒否するガンの患者さんには、免疫療法である蓮見ワクチンをはじめとし、漢方薬、ビタミン剤の大量服用、ビワの葉療法、断食治療等を合わせて行なうことを勧めている。手術、放射線、化学療法をやってその再発防止対策を希《のぞ》む人の場合も同様である。またC型肝炎ないしは肝硬変の人々には、肝ガンの予防のために蓮見ワクチンのHC・Mワクチンを注射してもらっている。HCV・RNAモニター値が陽性で且つHBC抗体が陽性である場合は、肝ガンが発生しやすいという印象を持っているが、そのような患者さんでも長年にわたってワクチン注射及び漢方薬（サフラン、田三七人参《でんさんしちにんじん》等）の服用等を続けている人は、ガンになり難いという印象を抱いている。B型肝炎の場合も同様である。

たとえ不幸にしてガンが発生したとしても、それをTAE（経カテーテル肝動脈塞栓術）やスマンクス（SMANCS）リピオドール動注療法等で治療してワクチン治療を続ければ、肝ガンの再発率は低いような印象を受けている。一般にはウィルス性肝ガンは再発しやすい。

一般ワクチン（あるいは自家ワクチン）をはじめとする免疫治療のポイントは、長年にわたってそれを継続することであると思われる。そのためには注射は患者自身が家庭で行なう方がよい。患者さんがやる気を持ち続けるためには、常に健康法全般に対する勉強が必要であり、研修会等にて刺激を受けていく必要があると思わされる。

免疫療法と正反対の臓器移植

日本でも、人の脳死段階からの心臓、肝臓移植の実施に積極的な人々がいる。白血病に対する骨髄移植、腎不全に対する腎臓移植はすでに行なわれている。これ等臓器移植を成功させるためには、生体のもつ免疫力すなわち拒絶反応を、免疫抑制剤を用いて徹底的に破壊しなければならない。従って臓器を移植された生体は、免疫力の喪失という犠牲を払ったために終生、感染や発ガンの危険にさらされる。これが、臓器移植を肯定できない医学的な最大の論拠である。

一九九九年に京都大病院で行なわれたドミノ分割肝移植について、ＦＡＰ（家族性アミロイドニューロパチー）患者家族会の代表が言っている。「この五年、患者は移植医療にほんろうされてきた。肝移植も一つの選択肢として患者には大きな光だが、患者・家族が最終的に望んでいるのは投薬などによる根治療法」（『熊本日々新聞』一九九九年七月一一日）である。

胆道閉鎖症は肝外胆道が閉塞する疾患で、新生児から生後二カ月頃までに発症する。肝移植が行なわれるようになって、胆道閉鎖症の死亡率は激減したという。私が一歳になるその幼女を診たのは一九七八年であった。肝門部十二指腸吻合術《ふんごう》をうけていたが、腹水がたまり腹壁の静脈は怒張し、肝硬変症になっていた。私は小柴胡湯等を処方した（橋本行生『治療学への提言』一八三頁、創元社、絶版）。

肝硬変は次第に軽快し、幼女は成人して結婚し、一児をもうけている。これは肝移植以外の選択肢として、漢方薬等をはじめとする広義の免疫療法、ＢＲＭを用いる治療法があるという一つの実例であると思われる。

臓器移植は免疫療法の存在を否定するものであり、免疫療法と正反対の極にある。臓器移植が果たして、最先端の医療として価値があるものかどうかも疑問である。免疫療法が地味でその主役は患者自身であり得るのに対し、臓器移植の主役は医師それも専門家である。臓器移植を推進する医師たちの動機は多分に功名心にあるのではないだろうか。臓器移植の対象は金持ちであり、貧しい人たちはその対象とならずむしろ臓器を提供させられる側となる。すでに貧しい国々では、臓器移植を目的とした幼児誘拐、人身売買が行なわれているという。

臓器移植の背後には人間を、部品を交換して使うことの出来る機械と同じようなものと見做《みな》す思想がある。家畜の改良であるクローン動物、さらにクローン人間を作るような考え方とつながっている。それは人間を、家畜のような奴隷として使役する方向を目指している。

〔注〕

（1）ガンは進行の状況によりⅠ期（リンパ節移転がない）、Ⅱ期（リンパ節に転移）、Ⅲ期（リンパ節移転がさらに拡大）、Ⅳ期（他臓器に転移）に分類される。またT（原発ガンの大きさ、広がり、深さをT_1～T_4に分類）、N（周囲のリンパ節への転移の程度をN_0～N_3に分類）、M（転移の有無をM_0・M_1に分類）を使った分類の仕方もある。

（2）リンパ節廓清術　転移がある場合、所属リンパ節全体をきれいに取り除く手術。

（3）腫瘍マーカー　ガン細胞が血中に放出する物質で、ガン細胞の種類によって異なる。胃ガン・肺ガンのうち腺ガンは**CEA**、原発性肝ガンはαフェト蛋白・**PIVKA-Ⅱ**、乳ガンは**CA15-3**、膵ガンは**CA19-9**、卵巣ガンは**CA125**、前立腺ガンは前立腺特異抗原、など。白血病には腫瘍マーカーは無く、直接白血病細胞を証明しなければならない。腫瘍マーカーはガン腫がある程度大きくならないと、値が大きくならない。早期発見に用いようとするには無理があるが、再発の発見の目安にはなる。

（4）バイオブラン　米ぬかに含まれるヘミセルロースを酵素で分解して得られる「アラビノキシラン」という物質の製品名。免疫力を活性化させる作用があるといわれる。

2　肺ガン

増えている肺ガン死

一九九八年の人口動態統計（概数）で肺ガンによる死者数（五万八六七人）がついに、胃ガンの死者数（五万六六二人）を上回り、全ガンの中で第一位の死因となった。

男女別では、男性の肺ガンが三万六八七四人、胃ガンが三万二八四六人で、一九九三年の逆転以来、差は広がる一方である。女性は胃ガンが一万七八一六人、肺ガンが一万三九九三人と、まだ胃ガンが多いが、その差は急速に縮まっている。

悪性新生物（上皮組織に生じるものをガン、骨や筋肉に生じるものを肉腫、血液疾患は白血病等々という）死亡数および死亡率は年々増加する一方である。人口の構成は年々、老齢人口が増える方向へ変わっている。そこで、基準人口というものを設けて（この場合は一九八五年）各年の年齢構成を、基準の年のそれに合わせて全年齢の合計の死亡率を計算してみると、事情は少し変わってくる。この訂正死亡率である年齢調整死亡率の全悪性新生物の合計は、図10（資料①五三頁）に示すように男性はわずかに増加し女性はやや減少しているが、ここ四〇年足らずの間に大きな変化はないように見える。

このことは、全悪性新生物の死亡数および死亡率の増加は老齢人口の増加に基づくことを示している。ガンで亡くなる人の数が毎年増大する一方であるように見えるのは、老齢人口が年々増加するからである。基本的にガンは、老化にともなう疾患であると考えられる。

しかし肺ガンでは、この年齢調整死亡率は男女ともに増加している。すなわち肺ガン死の増加は必ずしも、単に老齢人口の増加という因子によるものばかりではない。それ以外の因子、すなわち大気汚染とその増悪が考えられる。

喫煙常習者が肺ガンになりやすいのは当然であるが、そうでなくても肺ガンになるのは大気の汚染が原因であると考えられる。大気汚染の増悪による日本人の肺ガン死の増加も、欧米化といわれる。因みに年齢調整死亡率（人口一〇万対、基準人口は新ヨーロッパ人口）によれば、アメリカの肺ガン死は男性八一、女性三八・七に対し日本のそれは男性四九・八、女性一三・一である（資料①五二頁）。

肺ガン死を世界的に見ると日本の男性は低率であり、高率である欧米諸国の下位、低率の南米諸国と同等かやや高いところにある。女性は中位を占める。各国の肺ガン死は増加している。年齢階層別に見ると高年層では増加し続けているが、若年層では多くの国で減少傾向がつづいている。

日本の肺ガン死亡率のピーク年齢は一九五〇～五一年から一九七〇～七一年の二〇年間に、男性は六五～六九歳から七五～七九歳へ、女性は七〇～七四歳から七五～七九歳へと各々上昇している。

図10 部位別にみた悪性新生物の年齢調整死亡率（人口10万対）の年次推移

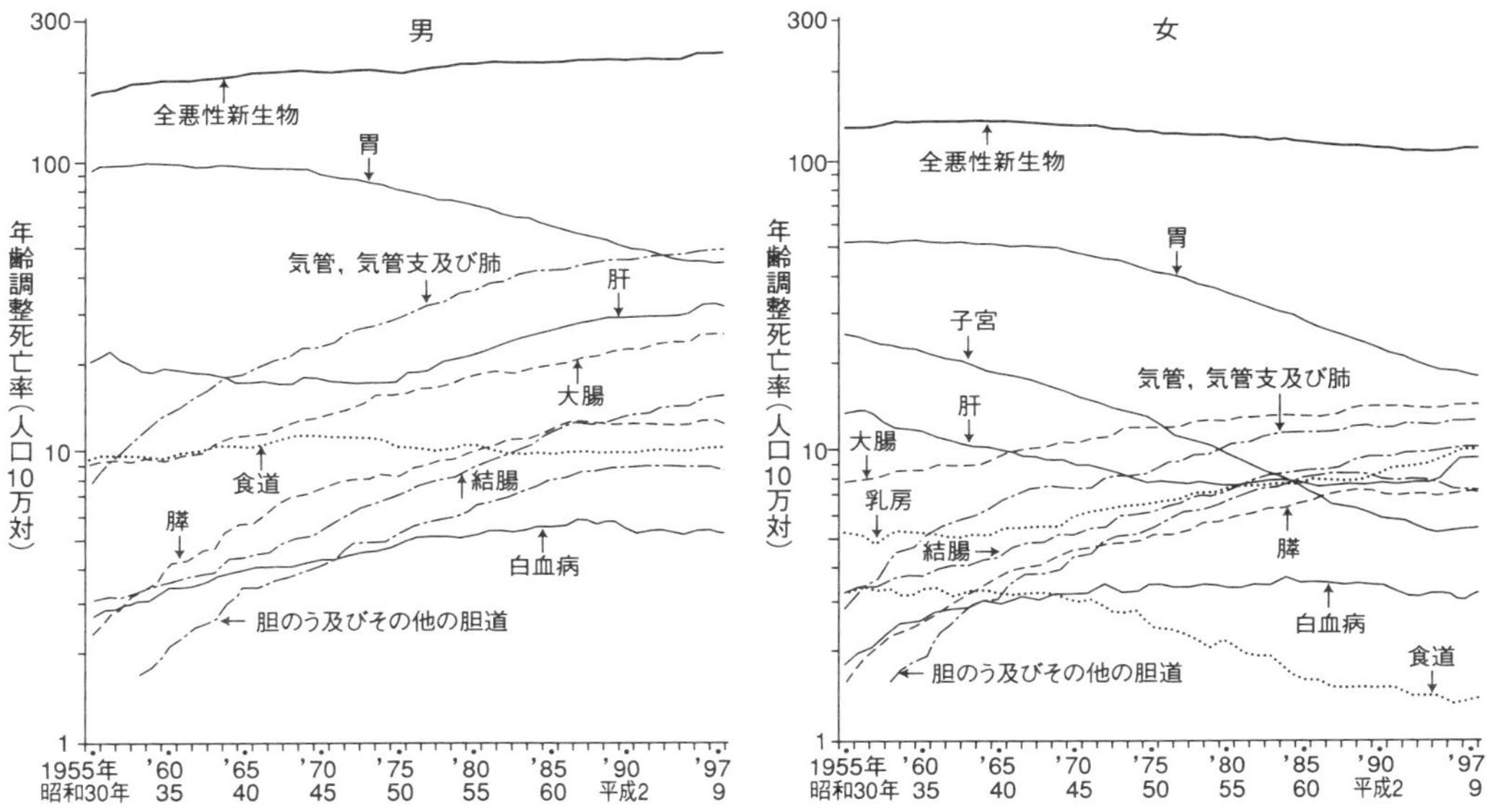

注）年齢調整死亡率の基準人口は、「昭和60年モデル人口」である。片対数グラフを使用した。年齢調整死亡率432頁参照。大腸は、結腸と直腸S状結腸移行部および直腸を示す。但し、昭和40年までは直腸肛門部を含む。結腸は大腸の再掲である。肝は肝および肝内胆管である。

資料）厚生省「人口動態統計」

一方、二五～三四歳の層においては一九六五年以降男性は横ばいに近くなり、女性は減少に転じている。今後各国の肺ガン死亡率は若年層より減少が明確になり、喫煙率の低下とも合わせて全体として減少することが予測されている（資料②森田豊彦『肺癌の疫学』一一頁）。

肺ガンの分類と治療の諸問題

肺ガンの代表的な組織型は扁平上皮ガン、腺ガン、大細胞ガン、小細胞ガンの四つである。前三者の治療方針は同じであるのでひっくるめて非小細胞ガンといい、小細胞ガンと対比させられる。非小細胞ガンは全肺ガンの約八〇％を占める。

小細胞ガン

小細胞ガンは進展が速く、発見された時点ではすでに切除不能のことが多い。しかし非小細胞ガンにくらべて抗ガン剤に対する薬剤感受性が比較的高い。従って治療法は化学療法が第一となる。それに、非小細胞ガンと同じく手術と放射線治療が併せて用いられる。いずれにしろ、これ等の治療成績は非小細胞ガンのそれをはるかに下回る。

非小細胞ガン

肺ガン、主に非小細胞ガンの手術成績は次第に向上しているというが、その理由は主にＩ期症例

図11　非小細胞癌の術後病期別生存曲線
（手術死亡、在院死亡を除く、〜1991、CIH）

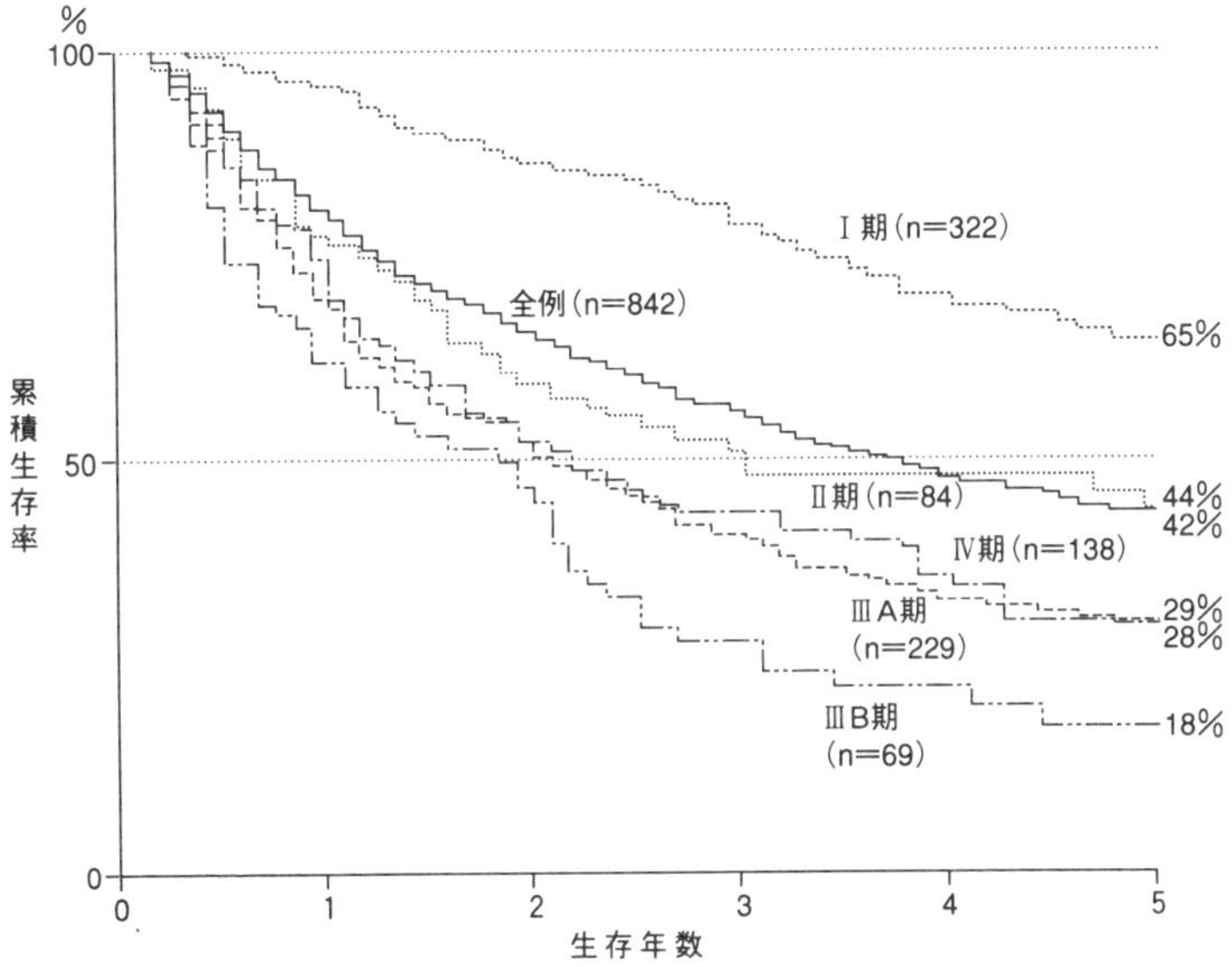

の増加によるものであり、進行肺ガンの手術成績はなお厳しい（図11参照）。

　非小細胞ガンの治癒を前提とした治療法は、手術が第一である。一方、非小細胞ガンは、小細胞ガンにくらべて抗ガン剤に対する薬剤感受性が低い。つまり薬が効き難い。従って進行ガンに対する化学療法の意義は確立されておらず、試行錯誤的なもののようである。図11（資料②中川健『肺癌の手術適応と限界』一二三頁）によれば、病期別術後五年生存率は、Ⅰ期六五％、Ⅱ期四二％、Ⅲ期二八％、Ⅳ期二九％である。Ⅲ期のうちⅢB期がわずか一八％であるのに対しⅣ期がそれより多いのは、分類規約上の問題である。因みにⅢB期というのは、縦隔・気管・食道等に腫瘍が進展し血性の胸水がたまり、あるいは反対側の縦隔または鎖骨上にリンパ節転移が認められた場合をいう。

図11で全例の五年生存率は四四％であり、これはⅡ期のそれにほぼ等しい。ⅢＡ期を手術の適応とすることについては、アメリカ等では懐疑的な意見があり、未だ国際的な意見の一致が見られていない。縦隔にリンパ節転移が認められるⅢＡ期を手術しても意味がないということである。すなわち手術するにしても、せいぜいⅡ期（原発巣と同じ側の肺門のリンパ節に転移があるが、ほかの臓器には転移のない段階）までということであろうか。

図11を見て考えさせられることは先ず、この統計からは手術時の死亡者数と入院中の死亡者数とが除外されているということである。これらを除外しないことが大事ではないかと、私は考える。それは次に述べるように、手術そのものをしなかった症例との比較のために重要である。病期別の比較だけでは問題の本質がよくわからない。

すなわち手術・化学療法・放射線治療等をした症例を、それ等のいずれをもしなかった症例と比較しなければならない、と私は考える。我々の所にはそのような症例、ＢＲＭ（Biological Response Modifier＝生体防御修飾物質）を用いたいわゆる免疫療法のみをする患者さんがおられる。こういう患者さんは世の中には、かなり存在しているのではないかと思われる。特にⅢ期以上の進行肺ガンでは、手術・化学療法・放射線治療のいずれをもせずＢＲＭを用いる治療のみをした場合の治療成績が、図11における比較の対象にされなければならないと考える。

肺ガンが発見されたときにはⅢＢ期（T_4N_2）であったＵ氏は、ＢＲＭを用いる治療法をしただけで病院に拘束されること少なく、それから足掛け六年生存された。一般には、図11に示すようにⅢB期の五年生存率はわずか一八%にしか過ぎない。しかもU氏は治療中に、驚くべきことに一時肺ガン陰影が消失し、腫瘍マーカーが減少した。果たしてこのような症例が他に稀にでもあるのかどうか、私は知らない（臼井浩義『ガンに克つことなんでもやった』講談社、一九九三年）。

治すことを諦めるという選択

他の多くのガンの場合でもほぼ同様であるが、特に肺ガン診療の問題点は次の三点である。

1 迅速な確定診断をすること。
2 進行肺ガンに関しては、根治的標準的治療法が確立されていない。
3 治療中、致命的な合併症・有害事象が起こり得る。これは主に、シスプラチンのような強烈な制ガン剤を使用するからであると考えられる。

シスプラチンは白金の錯化合物であり、触媒としてフェントン反応により過酸化水素や過酸化脂質を水酸化ラジカルや過酸化脂質ラジカルに変えるものと考えられる。過酸化脂質ラジカルは安定しており細胞膜を通過して細胞内に入る。人体内では通常、生体内の一般的な微量の遷移金属である鉄や銅の錯体によってこのような化学反応が展開されている。恐るべきこれ等のラジカルは細胞内に入り遺伝子DNAを切断し、DNA合成及びそれに引き続くガン細胞の分裂を阻害する。細胞内へ侵入し遺伝子を直接攻撃する効果もあるからこの薬剤の全身投与は、ガン細胞のみならず人体の各種細胞に対するいわば無差別攻撃となり、各種の重大な副作用をもたらす。

シスプラチンのガン患者の尿中排泄は非常に緩慢であり、そのために腎臓の各細胞の傷害が現われ、急性腎不全となることがある。骨髄抑制作用により汎血球減少症が生じ、感染症・出血傾向のおそれがある。もとより肝臓の傷害も避けられない。他の抗ガン剤との併用、放射線治療との併用により、これ等の副作用は増強される。

従って前述の肺ガン治療の問題点を鑑みるに、根治手術が可能と思われる段階の肺ガンを除き進行肺ガンに対しては、抗ガン剤の全身投与に放射線治療を併用するような激しい攻撃療法は初めから差し控え、我々の言う広義の免疫療法のような穏やかな方法を採用すべきであると考えられる。もし、事の次第を熟知している医師自身が患者であれば、そのような選択肢が第一となろう。

緩和ケアについて、我々は評価し直さねばならない。ガン患者の痛みをとるために使われるモルヒネ剤に、延命効果があるという。モルヒネが肝臓内で代謝されて出来るM6Gという物質や、モルヒネを改良したKT90という薬剤が、試験管内の実験ではガン細胞の増殖を抑え、その効果はモルヒネの五〇～一〇〇倍も強かった。またガン患者の衰弱を引き起こすところのガン細胞が出す生理活性物質の分泌をも抑えることがわかったという。埼玉県立ガンセンター臨床腫瘍学の末岡栄三朗氏他のこの研究によれば、治すことを諦めなければならない進行した末期ガンの患者でも、ガンによる痛みをモルヒネ剤で和らげながら全身状態を改善させる可能性が出てきたという（末岡栄三朗他『モルヒネの新しい作用――制癌作用とその機序』医学のあゆみ一九二巻一二号、二〇〇〇年三月一八日号）。

治すことを諦めるという、一見非情に見える判断とそれに基づく診療方針の選択は、患者自身の自己決定権にある。

〔参考資料〕

資料①厚生統計協会『国民衛生の動向』「厚生の指標」46(9)、一九九六年

資料②原沢道美編集『日常臨床のための肺癌』(呼吸器疾患シリーズV)現代医療社、一九九三年発行、一九九九年第三刷

3　患者の自己決定権（肺ガン）

患者の自己決定権の行使

一九三五年生まれの男性。私の所の初診は一九九七年三月。

一九九六年一二月に、肺ガン（腺ガン―非小細胞ガン）で左肺の上葉を切除されている。一九九七年一月から二月にかけて、縦隔洞《じゅうかくどう》リンパ節転移（ⅢA期）に対して、放射線治療（リニアック）が行なわれている。同年一一月、転移性の肝臓ガン（Ⅳ期）に対してTAE（経カテーテル肝動脈塞栓術）が行なわれている。喫煙の習慣はない。

私の所で免疫療法が開始された。漢方薬人参養栄湯加麦門冬《にんじんようえいとうかばくもんどう》・丹参《たんじん》・霊芝《れいし》、メガビタミン療法、田七人参末、バイオブラン等の服用と蓮見ワクチンLu-2・Mの皮下注射などである。

一方、ガンに対する前述の治療をしているK病院放射線科は、この患者さんにガン性胸膜炎及び胸椎転移が生じていることに気付いていないことがわかった。大病院にありがちな、多数の軽症の外来患者の中に重症が混じることによって起こる、誤診である。九八年六月、私はこの方を開放型病院のT病院呼吸器内科へ入院させた。そこで蒸留水とシスプラチンによる胸腔内化学療法が行なわれ、取り敢えず肋膜癒着術は成功した。多発性の転移性肝ガンはそのままである。$T_4N_0M_1$で、Ⅳ期である。

このあとT病院の担当医は化学療法（抗ガン剤の内服や静注による全身投与）をすすめた。これをしないよりも、した方が生存期間とQOL（生活の質）が良いと患者さんに言う。肺ガンの専門医自身が同病になった場合に果たして、患者さんに対するのと同じことを自分自身にするかどうかは別の問題である。しかもこの場合、Ⅳ期の肺ガンだけでも絶望的なのに、転移性の肝臓ガンは手付かずのままなのである。『今日の治療指針（一九九七）』（医学書院）によれば、Ⅳ期の非小細胞ガンに対しては「シスプラチンを中心とする化学療法の延命効果は、一年生存率を一〇％上昇させ、生存期間中央値を二カ月延長させる程度でしかない。――多少の延命効果よりもQOLを考えた対応が望まれる（京都第一赤十字病院呼吸器科、大野聖子）」。

患者さんは自分の意志で化学療法を一応断り、我々の免疫療法を続けることにした。患者が自分の運命を自分の意志で選択する〝患者の自己決定権の行使〟である。

一九九八年六月のその専門医からの私への書信では、「肝硬変がないことや、ダイナミックCTの所見からみても、これは肺ガンの肝転移と考えられます。原発性肝細胞ガンのように血管に富んだガンとは言えませんので、SMANCSリピオドール動脈注射療法は効果はないと考えられます。肝動脈へのシスプラチンの動脈注射等は行なったりしますが、全身抗ガン化学療法との有意の差を報告したものはないようです。

胸膜癒着術による胸水のコントロールは良好なようです。多発肝転移も先月の所見と変わりはないようです。患者さんには本日、全身抗ガン化学療法と局所療法のお話をしましたが、現時点では抗ガン剤の投与は行なわないということを確認させて頂きました。今後ともよろしくお願い申し上げます。当方でも、胸水の経過を見させて下さい」。

私の所での最後（一九九八年八月二七日）の血液検査では、肺の腺ガンの腫瘍マーカーＣＥＡは五一一ng／ml（基準値五以下）と高値であったが、Ｔ細胞免疫能はＰＨＡ三〇三S.I.（基準値＞二九〇）、Con-A二四〇S.I.（基準値二二〇以下）、CD4/CD8＝二八・五／二四・四＝一・一七（基準値一・〇〜一・八）であり細胞性免疫能は非常によく保たれていた。

その後、私の所への患者さんの通院は、一九九八年八月以降途絶した。患者さんは、頸の骨が痛くなり整形外科を受診し、それは肺ガンの第三頸椎への転移によるものであるとされ、Ｔ病院の呼吸器内科へ一九九八年九月二八日に二度目の入院をしていた。

そしてこの患者さんは一九九八年九月、病勢が進行するにつれ、肺ガンの専門医の勧めに屈し、我々の免疫療法を中止して制ガン剤の全身投与と放射線治療を受けるに至った。

抗ガン剤シスプラチンの副作用

私の所の免疫療法を中止し、拒否していた化学療法を受容せざるを得なかったことは彼の本意ではなかったろう。私は彼をＴ病院へ見舞いに行き、たとえガンが進展しても免疫療法は併用すべきであるという私の持論を説いた。しかし、免疫療法は効かなかった、無効であるという彼の見方を翻《ひるがえ》させることは出来なかった。

同年一一月二七日の退院時の担当医の報告によれば、「再発の状況は$T_4N_0M_1$（T_4は対側胸水、M_1は骨と肝臓への転移）です。頸椎への転移に対しては放射線治療（四〇日間弱にわたって五〇グレイ）を行ないました。また、UFT（テガフール・ウラシル）四〇〇mg／日の内服と、シスプラチン八五～九〇mg／日の静脈注射を続け（二週間ずつ二回）ました。その結果、頸椎の痛みは消失し、肝転移は縮小、胸水は消失しました。今後ともこの治療を継続させて下さい」。

報告書に添付されていたデータをよく見ると、この治療の成功は見掛け上のもの、一時的なものであって早晩、事態は深刻になるであろうことが予測された。入院時と退院時をくらべると、PS(Performance Status・動作の状況）は1～2→0へと改善されているが、体重は四七・五→四五kgへと減少し、栄養状態を示す血清蛋白も六・八→六・一％へと減少していた。入院時の腫瘍マーカーCEAは七〇九ng／mℓと高値であり、退院時は測定されていなかった。細胞性免疫能は測定されていないが、体重と血清蛋白の減少は著しい消耗を意味し、生体の免疫力の低下を示唆していた。

彼の三度目の入院は一九九八年一二月一五日であり、死亡は一九九九年一月一四日であった。この間は抗ガン化学療法をすることは不可能であり当然、行なわれなかった。私は病棟へ行き患者さんを見舞い、担当医にホスピスへ転院すべきではないかと話したが時期をすでに失していた。二度目の入院の際に放射線治療および強力な化学療法をする替わりに、ホスピス（緩和ケア病床）での入院治療へと方向を転換すべきであったと思われる。

ホスピスへの転院は、肺ガンの治療を放棄することである。それは、「治療の放棄」から「安楽死あるいは尊厳死」への転換について、患者自身および担当医師のコンセンサス（consensus・意見の一致）が得られなければ実施できない。しかし今や、手術・抗ガン剤・放射線治療等の積極的な治療法を最後までするという行き方が当然であるという考え方、それ等の積極療法をしないことが悪であるという考え方は必ずしも正しくない。それらが患者を苦しませ、死期を早める場合があり得るからである。

また私は担当医に対し一般論として、内服や静脈注射による肺ガンの化学療法には賛成しないということ、たとえ抗ガン剤を使うにしても我々のいう免疫療法と併用すべきであるという私の考え方を力説した。この担当医はその都度きちんとした患者さんの病状報告書を書いてくれるのを私は高く評価していたので、患者さんの死亡後もちゃんとした総括を書いてくれるように依頼して病棟を出た。担当医からの最後の報告書は次の通りであった。

「一二月になって水様性の下痢便と発熱がつづき、やがて腹部膨満、全身倦怠感がつよくなったので、緊急入院となりました。薬剤の入った薬包紙を破る力もなく、ＰＳ＝４。胸水は漏出性であることから、細菌性腸炎による下痢と肝不全による、胸腹水と判断されました。

利尿剤とアルブミンの静注等で胸腹水は消失し、一時全身状態の改善が見られていましたが、不可逆性と考え一二月二三日から塩酸モルヒネによる緩和ケアを行なっていました。咽喉頭周囲膿瘍が発生し、さらに肝腎症候群を呈し、心不全（高Ｋ血症）で死亡されました。

考察・シスプラチンが原因か？　非小細胞肺ガンの化学療法は、現時点（おそらく今が変わる時期）

ではシスプラチンを中心とした併用療法でのみしか生存期間の延長が得られていません。そのうちでＵＦＴはＱＯＬ（生活の質）を考え、かつ一時効果以上の二次効果があるとされている療法です。しかしながら近々ゲムシタビンやパクリタキセルが、イリノテカンやドセタキセルに加えて使用可能になり、副作用が少なく生存に寄与する薬剤が出て来ています。シスプラチンを使用しなくてよい時代になるのかもしれません。今回の場合では、シスプラチンがＰＳを低下させ、免疫力を落としたと言われても反論は出来ません」。よく書いてくれたと思い、私は担当医に電話で礼を言った。

肺ガンについて

もともと抗ガン剤には骨髄機能の抑制作用はつきものであり、この副作用のないものは例外的に僅かにあるのみである。とくにシスプラチンという重金属である白金の錯化合物には、骨髄機能の抑制や肝機能障害をはじめとして強い副作用がある。

日本医薬品集（『医療薬 第二二版 一九九八―一九九九』日本医薬情報センター編、薬業時報社）のシスプラチンの項には次のような記載があり、シスプラチンを投与するに際しての注意を促している。「消化器症状はほとんど全例に起こる。―肝臓障害のある患者に投与すると代謝機能等が低下しているので、副作用が強く現われる。―他の抗ガン剤、放射線照射を併用すると、骨髄機能抑制等の副作用が増強するおそれがある」。この患者さんには転移性の肝臓ガンが存在していたし、シスプラチンの投与はＵＦＴという抗ガン剤および放射線治療と併用されて行なわれた。

シスプラチンの場合は、汎血球減少症が副作用として記載されている。骨髄機能抑制の結果は、白血球数の減少に代表される。白血球のうち好中球が減少すれば感染に対する防御力が低下する。また、リンパ球も減少すればガンに対する生体の免疫力の低下につながる。感染症は肺炎が一般的であり、この患者さんの場合のように腸炎、咽喉頭周囲膿瘍等の感染症にもなる。ガンそれ自体もまた再発・再燃しやすくなると考えられる。従って我々は、抗ガン剤を使用する場合においても免疫療法を併用することにより、抗ガン剤の致命的な副作用である免疫力の低下を防止すべきであると考える。免疫療法をこの場合、抗ガン剤や放射線治療の副作用防止のために用いると意義づけても良い。

感染症に対する抗生物質にも、抗ガン剤ほどではないが多かれ少なかれ骨髄機能抑制や肝機能障害等の副作用が理論的にはあり得る。つまり抗ガン剤の副作用で感染症になり、その感染症の治療のために抗生物質を大量に使用すれば、理論的にはさらに一層生体の免疫力は低下させられるということになる。これでは、治るものも治らないことになる。心不全とか、肝腎不全症候群、多臓器不全という終焉は、そういう状態を意味している。

免疫力の低下という重大なテーマがあるにもかかわらず、一般に医療の世界では免疫力の測定という基礎的な仕事が無視されている。免疫力の測定を日常的に行なっている私にとっては、それは故意に無視されているようにすら思われる。

抗ガン剤の効果を統計的に調べて有為の差があるという論文が出たとしても、その結論だけを鵜《う》呑《の》みにするのではなく、母集団をはじめとするその実験の構成自体を科学的に検討しなければならないと思われる。しばしば統計には陥穽《かんせい》がある。統計というものは曲者《くせもの》である。

インフォームド・コンセント

一九九三年には日本人男性の肺ガン死亡者数は胃ガン死亡者数を追い越して、ガン死の第一位となった理由は罹患率の増加と、予後の改善が見られていないからである。肺ガンの患者が増える一方で、肺ガンが治らないということである。肺ガン発生の主要な誘因は、都会の大気汚染と喫煙（受動喫煙も含まれる）である。そしてこれら主要な誘因は、これからも存続する。

肺ガンは病気のかなり初期から、高頻度で遠隔転移が起こっていることが予想されるものである。そのため制ガン剤の全身投与が望ましいということになるが、それで治癒が期待できるわけではない。非小細胞ガンの化学療法の有効性については、無作為比較試験（二重盲検）による結論は未だ得られていない。標準的治療法は未だ確立されていない状態である。

而して、制ガン剤は理論的には発ガン剤の性質をもっており、制ガン剤の全身投与はガンの再発、再燃を幇助《ほうじょ》する要素をはらんでいる。

こういう現実をもし患者さんに提示することが出来れば、何もしないという選択肢もあり得る。しかし、そのような悲観的な情報の提示が為《な》されることは稀《まれ》である。もし患者さんから問われれば答えられる。患者さんから問われもしないのに、絶望的な情報を提示することは出来ない。本症例においても私はそれを為し得なかった。

我々の所でやっているような程度の免疫療法でⅣ期の肺ガンを治すことは出来ない。一般に肺ガンを免疫療法だけで治すことは無理である。患者さんは治る希望を免疫療法に託すが、最後はその希望は裏切られる。もし彼が治らなくてもよいから、制ガン剤や放射線治療などの強力な攻撃療法をせず自然な療法で生を全うしたいと考えれば、それは患者さん自身の人生観であり信念である。肺ガンのⅣ期、すなわち末期であればそのような言わば死生観が必要であると考えられる。

患者自身が家庭で行なうところのこの免疫療法は、それで病気が治る治らないというより、患者自身が主治医になれるということと安楽死が期待できるという点で評価されて良い。そして余生を如何に送るべきかということに重点がおかれるべきである。患者は己れ自身の価値観を拠り所にして余生を送るのである。しかし彼には、立派な自動車を運転して行きたいところへ行くのが最大の楽しみという程度の価値観しかなければ、迫り来る死を直視することは出来ないであろう。

「患者から医師への質問内容・方法に関する研究班（一九九七年度厚生省老人保健健康増進等事業）」は、このほど「医者にかかる一〇箇条」を小冊子にまとめ、一般の市民や医療関係者等に配布している（表5）。

これはインフォームド・コンセント（情報の公開と患者の同意）を患者の側から普及することを目的としている。患者が自分の望む医療を選択して治療を受けるには、自分自身が命の主人公、体の責任者であるという自覚が大切で、そのためにはどのような心構えで医療を受ければ良いかをまとめている。

重症のガンの場合には、このようにして提供された情報を基にして自分の人生を見極め自己決定

表5　医者にかかる10箇条

【医者にかかる10箇条】
あなたが「いのちの主人公・からだの責任者」
①伝えたいことはメモして準備
②対話の始まりはあいさつから
③よりよい関係づくりはあなたにも責任が
④自覚症状と病歴はあなたの伝える大切な情報
⑤これからの見通しを聞きましょう
⑥その後の変化も伝える努力を
⑦大事なことはメモをとって確認
⑧納得できないときは何度でも質問を
⑨治療効果を上げるために、お互いに理解が必要
⑩よく相談して治療方法を決めましょう
【実践編】
検　査・なぜ検査の必要があるのですか。
・検査はどのようなスケジュールでおこなわれるのですか
・どこを調べる検査ですか。
・検査でどのようなことがわかりますか。
・どのような方法でおこなわれるのですか。
・その検査はどのような苦痛を伴いますか。
・どのような危険がありますか。
・この検査にかかる時間はどのくらいですか。
・検査でわかった私の病気はどんな具合ですか。
治　療・治療期間中はどのようなスケジュールですか。
・どのような治療ですか。
・治療中に何か制約されることはありますか。
・どのような変化が期待できますか。
・どのような危険がありますか。
・その治療を受けないとどうなりますか。
・治療後、日常生活に変化が起きる可能性はありますか。
・治療後の回復にはどのくらいかかりますか。
・ほかにどんな治療法がありますか。
くすり・何という名前のくすりですか。
・何に効くくすりですか。
・このくすりを飲んでいて気をつける症状（副作用）は何ですか。
・変わった症状が出たときはどうすればいいですか。
・ほかのくすりや食べ物と一緒に飲んでもだいじょうぶですか。
・いつまで飲む予定ですか。
・このくすりより安くて良いものはありませんか。
・安いくすりと比べてどのように効果が異なるのですか。
入　院・入院が必要な理由と目的を教えてください。
・入院中におこなわれるのは、どのような検査や治療ですか。
・入院中に外出や外泊はどのくらいできますか。
・予想される入院期間はどのくらいですか。
・退院後の生活はどのようになるんですか。
・かかりつけ医を紹介してください。
その他・私の病気の原因は何ですか。
・今回の病気はもともと持っている病気と関係ありますか。
・日常生活で気をつけることは何でしょう。
・（それぞれの場面で）どのくらい費用がかかりますか。

権を行使することの出来る患者が、果たしてどれだけいるであろうか。また今の日本の医療機関で、これらの内容に十分応《こた》えることの出来るところはいくらもないと思われる。

医療の規制が緩和され自由化された暁《あかつき》には、旧態依然たる日本の医療機関は滅びざるを得ない。「医者にかかる一〇箇条」というような啓蒙運動は、日本最後の聖域である医療界への侵攻を企図している、外国勢のための地ならしであるように私には見える。医療を患者という顧客に対するサービスととらえ、医療界を市場ととらえれば、現在の日本の〝白い巨塔〟のような殿様商売は幼稚であり、プロの医療ビジネスマンにとっては処女地のようなものであろう。また一般には未だ顧みられることの少ないところの免疫療法は、日本では手付かずの巨大な市場である。

我々は、言われるまでもなく患者本位の診療を実践していなければならないが、「敵を知り己れを知れば百戦するも殆《あやふ》からず」でありたいとすれば、まず英語の〝読み・書き・話す〟が出来なければならない。英語が出来るためには、日本語の正確な読み・書き・話すという手段に習熟しなければならない。

日本の医師や医学生たちは、正確な日本語で論文を書き、英文の医学書等も読まねばならない。そして我々は、世界的な広い視野を持たねばならないと思われる。

4　死に場所を選ぶ
——死生観

ホスピスで迎える死

第一例

一九四一年生まれの男性。一九九七年四月、大腸ガンの手術をされその結果は、ss ly_1n_1(+), P_0H_0, とⅢ$_a$期であった。それから我々の所で免疫療法が始められた。

我々が言うところの免疫療法は、蓮見ワクチンの抗原素材の成分（ガン細胞から抽出した膜蛋白）を除けば、厳密な意味での狭義の免疫療法ではない。生体の応答（Response）を経て機能を発揮する薬剤群ＢＲＭ（Biological Response Modifier）＝生体防御修飾物質を用いる治療法である。この場合それ等は、外界の植物から抽出したバイオブランや天然型ビタミンＡ・Ｂ・Ｅ剤や漢方薬（大柴胡《だいさいこ》湯去大黄加丹参《とうきょだいおうかたんじん》・桃仁《とうにん》・牡丹皮《ぼたんぴ》各四グラム、霊芝一・五グラム）、蓮見ワクチンのアジュバント（動物の脾臓から抽出された脂質）、ブドウ糖から合成したアスコルビン酸（ビタミンＣ）であった。

しかし一九九八年二月、肝臓への転移が確認された。一般に転移性の肝臓ガンは、手術による切除が治療法の第一の選択肢になる。患者さんは手術を拒否し、代わりに制ガン剤の皮下埋め込み式リザーバー動脈注射療法を開放型S病院の外科でやってもらった。ガンの転移は拡大していった。腹痛、背部痛が強くなっていった。

私の所では、免疫療法以外はガンの外科的治療等をそれぞれの施設に依頼してやってもらう。退院後も、手術等をしてもらったその施設へ検査のために通院し、重症化したら再入院させてもらう。その施設に入院中も退院してからも、免疫療法を続けるということで私とはつながっている。その全過程で私は種々の助言をさせられる。私は予《かね》てより、ホスピスで死を迎えることをすすめていた。

そして、患者側にその死に方を選ばせてくれた外科の主治医の態度は模範的であった。最後の段階が近づくにつれ彼は、三つの選択肢を提示してくれたという。①このまま外科病棟に残る、②自宅に帰って然るべき近医から往診してもらう、③ホスピスへ転院する。患者さんとその家族は私の助言に従って、③を選んだ。

一九九九年三月、亡くなられる一〇日前に外科病棟から、他の病院のホスピス（緩和ケア病棟）へ転院した。診療についての医師の懇切丁寧な説明と実施、看護婦さんの顔を見ているだけで心が安らぐ等々、ホスピスの洗練された緩和ケアは患者さん側の心を癒したようであった。葬儀の数日後、御夫人は御丁寧にも私の所に挨拶に見えた。最後は御本人も御家族も納得して、安らかな死を迎えることが出来たということであった。

重症のガンの患者さんたちは次々と亡くなっていかれる。我々の免疫療法が効かなかったからといって批判し恨む人もあれば、免疫療法のおかげで安らかな死を迎えることが出来たといって感謝して下さる御遺族もある。私の方からは同じようなことをして上げていても、患者側には受け取り方の差がある。

患者側が病気の治療法を自らの意志で選択し、病状の進行の過程でやがては諦観するに至り、迫り来る死を受容して迎えることができるには、やはり心身ともに相当の犠牲を払わなければならない。それは安易なものではない。元気な間に死に対する心構えを得るにしても同様であるが、我々は代償を支払って死に方を学ぶ、こういう考え方が必要であると思われる。人生では、生き方とともに死に方も学ぶのである。

第二例

一九四九年生まれの独身の女性。私の所の初診は一九九六年一〇月。乳ガンとその骨転移である。事情があり、どうしても手術、放射線治療等の治療はしたくないと言われる。

漢方薬（十全大補湯加丹参《じゅうぜんだいほとうかたんじん》四グラム、霊芝一・五グラム）の服用、天然型ビタミンA・E剤の大量服用、蓮見ワクチンの注射等はしながらも、ガンは進行していった。受診の間に次のような手紙をもらった。

「私が倒れたらいけない、私は役に立たなければならない、と一人で荷物を背負い、故郷に帰ってきました。それで悶々とした日を送るようになり、うつ的な状態に陥っていきました。その頃先生の御著書を知りました。

平成八年、手術や放射線治療・化学療法を拒否する私に先生は漢方薬、メガビタミン療法、枇杷の葉療法等々を指導して下さいました。私は私のガンは治る、治せる、治さなくてはならないと意気込んでいました。やがて全身の倦怠感、足が突っ張った感じで歩行途中に立ち止まってしまうことがあるようになりました。

現在の症状としては全身の倦怠感、痛み、しびれ、震えがあります。呼吸にも異常があらわれ、満腹感、空腹感が感じられなくなりました。しかし身体的変化に比べ、精神的には以前より平静でいられることが自分でも不思議なくらいです。これも戴いた書物のおかげです。

確かに私は阪神大震災に遭遇したことにより、物やお金を中心に生きていた自分を反省し、人生観・価値観が変わりました。しかしそれは飽くまでも健康であったときの傲慢な私自身をもとにしたものでした。今回ガンになり、はじめて四七年という歳月を振り返り、自分がどういう生き方をしてきたかを深く顧みました。そして死生観について考えました。

健常児の個性をどれだけ伸ばし、将来に向けての保育をしていたか？　重度の障害児に心からの愛情をもって接していたか？　軽度の障害児の発達のプログラムを作りその変化・効果・成長を暖かく見守っていたか？　保母としてセラピストとしての自分の過去を振り返り、恥ずかしいかぎりです。その仕事は、一人で生きるための生活の手段でした。また仕事は私の生き甲斐でした。今回ガンになって仕事を失い、生き甲斐を失ったことが解りました。そして〝如何に生きるか〟だけをテーマにして生きてきており、死についてほとんど考えてこなかったことに、慌てふためく自分を視ました。

あくせくと時間に追われていた生活から一変し、この穏やかな時間の流れが不思議なほどです。ガンにならなければ、このような時間も内省することもあり得なかったでしょう。このように考えることが出来たのは戴いた書物のおかげです。生きられるだけ精一杯生きます。読んでおきたい本もたくさんありますから、未だ死ねません。

今後、劇しい痛みに耐えられなくなったら、兄姉たちに迷惑がかからないようにホスピスに入院し、緩和ケアを受けたいと希んでおります。後略。平成九（一九九七）年二月」

一九九七年六月、本人の御希望に従いホスピスへ私は紹介状を書き、Hさんはそこに入院した。その後、Hさんと同病の患者さんをそのホスピスに紹介した時、先に入院しているHさんに会うように勧めた。

「御無沙汰致しております。そのうち受診させて頂きます。その節はよろしくお願い申し上げます。一カ月の空白の後、漢方薬（十全大補湯）服用を再開しました。その結果、①倦怠感の軽減、②下腹部の浮腫の減少、③利尿作用がある、ことを確認しました。有難うございます。

先日、御紹介のT婦人がお見えになりました。私の置かれたこの位置で、それなりの役割があることは歓《よろこ》びであります。平成九（一九九七）年一〇月」

九八年にはほとんど音信はなかった。一九九九年一月上旬、ホスピスのHさんの主治医からの手紙を受け取った。

「前略。一九九七年六月入院。疼痛に対して七月よりナイキサン服用開始。八月よりレペタン水服用。一二月、レペタン水からMSコンチンへ変更（四〇㎎／日→一二〇㎎／日）し、対応していきました。また九月からは、リンデロンの服用を開始し症状に応じて漸増していきました。

さらに右上肢の浮腫、吐き気、嘔吐、便秘、創部からの出血等についても、本人と相談しながら症状の緩和をはかっていきました。右乳房の腫瘍は次第に増大し、一〇月には自壊しました。同年一二月には左乳房にも腫瘤が認められました。

次第に食べられなくなり、九八年一〇月頃より脚力が低下し、自分で出来ていたことが次第に出来なくなっていかれました。腫瘍マーカーCEAも入院時五五・七から一九九八年一二月一三七四ng／mlと増加しています。傾眠傾向となり、呼吸状態の変化も出現、九八年末には急激に症状が進行し、御家族に見守られて、九九年一月一日に安らかに永眠されました。

Hさんは〝生きる場所としてのホスピスで自分らしい良い時間〟を過ごされました。読書、音楽鑑賞、草花の手入れ、コーヒーを楽しむこと、外出等々（お母さんの見舞いも含め）。職員、ボランティアの人々、研修に来られた方々等、多くの人々との関わりの中で、日々心が豊かになっている、体は病んでいても心はとても元気、などと話しておられました。そして関わりを持たせていただいた多くの人々が、Hさんからたくさんの勇気、恵み、学び、元気をいただきました。アイバンクにも登録され、亡くなられた後、角膜提供をされました。私たちのホスピスでの五七二日間の日々を言い尽くすことはとうてい出来ませんが、以上ご報告させていただきます。

なお私たちのホスピスを支援する会の平成一〇（一九九八）年度総会（六月）で、Hさんがして下さった講話の内容が会報に載せられていますので同封させていただきます。御紹介有難うございました」

その後、すでにこの世の人ではないはずのHさんから手紙が来た。封書の表も裏もHさんの自筆で書かれてあり、遺言により死後に投函することが依頼されたものであった。

「前略。かつて結婚生活の危機に直面していたとき、ある人に教えて頂いて先生の著書にめぐりあい、お会いできましたことで、終末期を心おだやかに過ごせました。

自分に厳しくあればあるほど、他者にも厳しくなってしまう浅はかさがありました。今回少し学べたようです。人間の力ではどうにもならないことがあるということ、ある大いなる力で救済されること等が、判りかけました。それだけでも幸福でした。ありがとうございました。

我儘に生きてきました故に、随分と周囲の方に迷惑をかけ、たくさんの恥をかいてきましたが、どうかお許し下さいませ。

私の意志により終末期はホスピスの世話になります。合掌していただければ幸いです。私が逝った日は、この知らせの二、三日前になると思います。ありがとうございました。」

ヨーロッパではホスピス（hospice）とは元来、宗教団体等の経営する参拝者や巡礼者の宿泊所、末期患者や貧困者等の病院または収容所のことをいった。

現在は、死期の近づいた病者を入院させる施設をホスピスと言っている。日本での公式名称は「緩和ケア病棟」である。不自然な延命医療を行なわず、末期故に生じる肉体的・精神的・社会的等々の苦痛を軽減し、苦痛の少ない死に方を目指すという目標を持っている。末期ガンの患者には苦痛が多いので、ホスピスの主な対象はガンである。なお往診による在宅ホスピスというのもある。

本稿第二例の場合のように骨に転移し骨膜の知覚神経に浸潤すれば、疼痛の発生は避けられない。

しかし私の経験によれば一般的に、過去に化学療法・放射線治療を受けずに先述のBRMのみを用いて末期に至った症例には、ガン末期に特有の疼痛は極めて軽度であることが多い。

化学療法・放射線治療の分子レベルでのメカニズムは主としてフリーラジカル反応によるものであり、その結果体内に大量に発生していると思われる過酸化脂質ラジカル等がガン末期の疼痛の有力な成因ではないかと考えられる。従って、あらかじめフリーラジカル消去剤（スカベンジャー・scavenger）を大量に含むBRMを用い、かつ救命が難しい進行ガンにおいては化学療法・放射線治療を極力避けることにより、末期のガン性疼痛を軽減できるのではないかと思わされる。

医師の側からの一方的な治療（cure）とは異なり、ケア（care）には病人の世話をする、心配してやる、大事にする、尊重する等の意味がある。本当は治療においてもケアがなければならないが、そのような精神的な医療行為に対し健康保険上何らの報酬も認められていない。それが、一般病院において患者を物体として取り扱うようになった大きな原因であると考えられる。患者を物体とみなすが故に、患者を別の患者と取り違えて手術さえする。鳴り物入りの臓器移植の推進によってさらに、患者を物体とみなす傾向は今後益々ひどくなるであろう。

一方、承認された「緩和ケア病棟」においては、ケアという精神的な行為に対し健康保険上の報酬がある。その対象は末期の悪性腫瘍および後天性免疫不全症候群である。因みに緩和ケア病棟の入院料は現在、薬剤費・検査料を含めて一日につき三八〇〇点（三万八〇〇〇円）である。

ご参考までに、全国の緩和ケア病棟承認施設一覧表（『ターミナルケア』一〇巻五号、三輪書店、二〇〇〇年九月）を掲げる（表6）。

表6　全国の緩和ケア病棟承認施設一覧表

2000年8月1日現在77施設1423病床

NO	都道府県	病　院　名	承認病床数/全病床数	所在地・電話番号
1	北海道	恵佑会札幌病院	24床/272床	札幌市白石区本通14丁目北1-1 011-863--2101
2		医療法人東札幌病院	28床/250床	札幌市白石区東札幌3条3-7-35 011-812-2311
3		医療法人 札幌ひばりが丘病院	18床/231床	札幌市厚別区厚別中央3条2-12-1 011-894-7070
4	青森	財団法人鳴海病院	10床/136床	弘前市品川町19 0172-32-5211
5		青森慈恵会病院	10床/250床	青森市大字安田字近野146-1 0177-82-1201
6	宮城	財団法人 光ヶ丘スペルマン病院	20床/132床	仙台市宮城野区東仙台6-7-1 022-257-0231
7	秋田	医療法人外旭川病院	13床/241床	秋田市外旭川字三後田142 0188-68-5511
8	福島	財団法人 医学研究所付属坪井病院	18床/312床	郡山市安積町長久保1-10-13 0249-46-0808
9	茨城	筑波メディカルセンター病院	20床/350床	つくば市天久保1-3-1 0298-51-3511
10	栃木	済生会宇都宮病院	20床/644床	宇都宮市竹林町911-1 028-626-5500
11	群馬	国立療養所西群馬病院	23床/480床	渋川市金井2854 0279-23-3030
12	埼玉	医療法人上尾甦生病院	13床/140床	上尾市地頭方421-1 048-781-1101
13		埼玉県立がんセンター	18床/400床	北足立郡伊奈町大字小室818 048-722-1111
14	千葉	国立がんセンター東病院	25床/425床	柏市柏の葉6-5-1 0471-33-1111
15		山王病院	23床/318床	千葉市稲毛区山王町166-2 043-421-2221
16	東京	国保旭中央病院	20床/956床	旭市イの1326 0479-63-8111
17		財団法人聖路加国際病院	25床/520床	中央区明石町9-1 03-3541-5151
18		社会福祉法人賛育会病院	22床/253床	墨田区太平3-20-2 03-3622-7682
19		宗教法人東京衛生病院	24床/188床	杉並区天沼3-17-3

NO	都道府県	病　院　名	承認病床数/全病床数	所在地・電話番号
				03-3392-6151
20		東京都立豊島病院	20床/360床	板橋区栄町33-1 03-5375-1234
21		社会福祉法人 総合病院桜町病院	20床/276床	小金井市桜町1-2-20 0423-88-2888
22		宗教法人救世軍清瀬病院	25床/174床	清瀬市竹丘1-17-9 0424-91-1411
23		国立療養所東京病院	20床/640床	清瀬市竹丘3-1-1 0424-91-2111
24		社会福祉法人信愛病院	20床/202床	清瀬市梅園2-5-9 0424-91-3211
25		医療法人聖ヶ丘病院	11床/48床	多摩市連光寺2-37-11 0423-38-8111
26	神奈川	全社連川崎社会保険病院	28床/308床	川崎市川崎区田町2-9-1 044-288-2601
27		川崎市立井田病院	20床/558床	川崎市中原区井田2-27-1 044-766-2188
28		社会福祉法人 総合病院衣笠病院	20床/299床	横須賀市小矢部2-23-1 0468-52-1182
29		医療法人横浜甦生病院	12床/81床	横浜市瀬谷区瀬谷4-30-15 045-301-0533
30		財団法人ピースハウス病院	22床/22床	足柄上郡中井町井ノ口1000-1 0465-81-8900
31	新潟	医療法人長岡西病院	22床/240床	長岡市三ツ郷屋町371-1 0258-27-8500
32	富山	富山県立中央病院	15床/800床	富山市西長江2-2-78 0764-24-1531
33	福井	福井県立済世会病院	20床/466床	福井市和田中町舟橋7-1 0776-23-1111
34	石川	石川県済生会金沢病院	28床/260床	金沢市赤土町二13-6 0762-66-1060
35	長野	医療法人愛和病院	16床/43床	長野市大字鶴賀1044-2 026-226-3863
36		医療法人新生病院	10床/151床	上高井郡小布施町851 026-247-2033
37		組合立諏訪中央病院	6床/366床	茅野市玉川4300 0266-72-1000
38		市町村立 健康保険岡谷塩嶺病院	10床/280床	岡谷市内山4769 0266-22-3595

NO	都道府県	病　院　名	承認病床数/全病床数	所在地・電話番号
39	岐阜	医療法人岐阜中央病院	28床/301床	岐阜市川部3-25 058-239-8111
40	静岡	社会福祉法人総合病院聖隷三方原病院	27床/758床	浜松市三方原町3453 053-436-1251
41	愛知	医療法人愛知国際病院	20床/72床	日進市米野木町南山987-31 05617-3-3191
42		医療法人山下病院	13床/144床	一宮市中町1-3-5 0586-45-4511
43	三重	藤田保健衛生大学七栗サナトリウム	18床/218床	久居市大鳥町向廣424-1 059-252-1555
44	滋賀	大津市民病院	20床/501床	大津市本宮2-9-9 077-522-4607
45	京都	財団法人薬師山病院	30床/30床	京都市北区大宮薬師山西町15 075-492-1230
46		財団法人総合病院日本バプテスト病院	20床/167床	京都市左京区北白川山ノ元町47 075-781-5191
47	大阪	宗教法人淀川キリスト教病院	23床/607床	大阪市東淀川区淡路2-9-26 06-6322-2250
48	兵庫	社会保険神戸中央病院	22床/424床	神戸市北区惣山町2-1-1 078-594-2211
49		宗教法人神戸アドベンチスト病院	8床/116床	神戸市北区有野台8-4-1 078-981-0161
50		国教連六甲病院	23床/178床	神戸市灘区土山町5-1 078-856-2065
51		東神戸病院	21床/168床	神戸市東灘区住吉本町1-24-13 078-841-5731
52		医療法人総合病院聖姫路マリア病院	12床/360床	姫路市仁豊野650 0792-65-5111
53	和歌山	和歌山県立医科大学付属病院	9床/800床	和歌山市紀三井寺811-1 073-447-2300
54	岡山	岡山済生会総合病院	25床/568床	岡山市伊福町1-17-18 086-252-2211
55		医療法人かとう内科並木通り病院	21床/21床	岡山市並木町2-27-5 086-264-8855
56	広島	総合病院三愛	4床/200床	福山市三吉町4-1-15 0849-22-0800
57		国立呉病院	28床/700床	呉市青山町3-1 0823-22-3111
58	山口	国立療養所山陽病院	25床/435床	宇部市東岐波685

NO	都道府県	病院名	承認病床数/全病床数	所在地・電話番号
				0836-58-2300
59		医療法人安岡病院	12床/278床	下関市横野町3-16-35 0832-58-3711
60		総合病院山口赤十字病院	25床/524床	山口市八幡馬場53-1 0839-23-0111
61	香川	三豊総合病院	12床/515床	三豊郡豊浜町姫浜708 0875-52-3366
62	愛媛	松山ベテル病院	20床/155床	松山市祝谷6-1229 089-925-5000
63	高知	医療法人高知厚生病院	9床/76床	高知市葛島1-9-50 0888-82-6205
64		医療法人もみのき病院	6床/60床	高知市塚の原6-1 0888-40-2222
65	福岡	医療法人福岡亀山栄光病院	36床/178床	粕屋郡志免町別府58 092-935-0147
66		医療法人さくら病院	14床/152床	福岡市城南区片江4-16-15 092-864-1212
67		木村外科病院	14床/129床	福岡市博多区千代2-13-19 092-641-1966
68		学校法人久留米大学病院	12床/1263床	久留米市旭町67 0942-31-7759
69		医療法人聖マリア病院	16床/1388床	久留米市津福本町422 0942-35-3322
70	佐賀	佐賀県立病院好生館	15床/535床	佐賀市水ケ江1-12-9 0952-24-2171
71	長崎	医療法人朝永病院	12床/47床	長崎市出島町12-23 0958-22-2323
72		宗教法人 聖フランシスコ病院	14床/256床	長崎市小峰町9-20 0958-46-1888
73	熊本	社会福祉法人 イエズスの聖心病院	16床/87床	熊本市上林町3-56 096-352-7181
74		医療法人西合志病院	20床/122床	菊池郡西合志町御代志812-2 096-242-2745
75	宮崎	三洲病院	10床/48床	都城市花繰町3街区14号 0986-22-0230
76	鹿児島	医療法人相良病院	21床/81床	鹿児島市松原町3-31 099-224-1800
77	沖縄	医療法人オリブ山病院	15床/343床	那覇市首里石嶺町4-356 098-886-2311

自宅で死にたい

一九〇三年生まれの男性。私の義理の伯父である。二〇〇〇年で満九七歳になる。大腸ポリープを内視鏡で切除した六年後に検便（潜血反応陽性）の結果、切除されたポリープのその場所にガン腫が発生しているのが判明し、開腹手術で盲腸を切除した。この伯父にしても、決して無傷のまま長生きしているわけではない。

少し前に伯父は膝を捻挫し、歩行困難となった。私が往診して骨折ではないことを確認した。親類縁者たちからは、整形外科医にかかるようにとしきりに言われたが、伯父は決して行かなかった。伯父は、我々のビワの葉療法を患部に加え、寝ていても出来る日頃の運動を続行し、とうとう自力で治してしまい旧状に復した。一般の高齢者は一度寝込むと、何もしないために手足の筋力が低下し、著しく体力が衰えるのが普通である。

私はこの伯父に加味帰脾湯《かみきひとう》エキスを処方し、蓮見ワクチン（盲腸ガン）の皮下注射、天然素材のビタミンA・C・E剤の服用をさせて今日に至っている。

かねてより、その生き方には敬服するものがあるため、与えられる教訓を身内だけにとどめるのは惜しいと私は思っていた。敬老の日が来ても行政当局の主たる催しはお遊びであり、伯父が呼ばれて人々に己の真面目な生き方について講演をするような機会は未だ一度も与えられていなかった。真面目な伯父は伯父で、敬老の日の如き催しには未だ一度も行ったことがないというのであった。

　一九九九年八月、私は広く市民の方々にもじかに見聞してもらおうと我々の研究会の例会にこの伯父を招き、一日も欠かさず続けているというその健康法と、死生観のようなものを聴いた。伯父は杖をつかず、補聴器も付けず、老眼鏡もかけずに会場に来た。正面に立って姿勢を正し、マイクは使わず、落ち着いてゆっくりと語った。


「朝目が覚めると、床の上での体操から始める。両手を開く運動、両手を回す運動、寝ていて下肢を伸ばし踵を挙げる腹筋運動等を各二〇回。起きてまた各種の体操をする。木剣の素振りを一二〇回する。それから戸外に出かけて一時間歩く。

　よく噛んで食べる。食物を口の中でお粥のようにして、胃の負担を軽くする。よく噛めば少量でも腹いっぱいになる。五分から七分搗《づ》きの米が主食で、無化肥無農薬で自家栽培の旬の野菜を主にして、鶏卵、魚、肉（骨からのスープが好物）も食べる。梅酒に焼酎を入れたものを、毎晩五勺ずつ飲む。

　両眼を指圧する。両耳を掌で覆い、ぱっと離すことで鼓膜の運動をさせる。これ等で眼鏡も補聴器もいらない。

　仰向けに寝て、細長い袋に入れた二個のゴルフボールを脊柱の両側に当て、自分の体重で指圧の効果を得る。亀の子たわしで全身を摩擦する。この二五年来、風邪はひかない。

　死ぬ直前まで普通の生活をし、夏の蝉のようにぱっと死にたい。『健康老死』を目標としている。

貝原益軒の『養生訓』に基づいた生き方をして、一本の蝋燭《ろうそく》の火が消えていくような死に方をしたい」

「一斉に死なん死なんと蝉時雨《せみしぐれ》」（正木高志）と詠まれるような蝉の死に方と、蝋燭の火が消えるような死に方とは少し異なるようであるが、伯父が言わんとした気持ちは判る。伯父は自宅で自然死を遂げたいのである。

この伯父が元気で長寿であることの背景にある最大の要諦は、努力家であるということ及び、取り越し苦労と持ち越し苦労をしないということであろうと私は理解している。これは彼の生まれつきの性格のようである。全国的に見ても健康で長寿の人々の生き方の共通項は真面目であって、物事にくよくよしないということらしい。

我々は自分で自分の寿命を知らない。余命幾許もないガンの患者さんであっても、必ずしもそれを自覚できない。そこで一つの思考の実験を提示させて頂く。要は考えることである。強い思考力が必要とされる。

すなわち、この世での自分の寿命があと一年であると仮定する。そうして、残された時間内で自分は何をするべきかということを考える。

(一)　やりたいことを、やり残したことをする。それは何か。趣味か。事業か。己の心を救うことか、その方法は？

(二)　特別なことは何もせずとも、総ての事柄からの執着解脱をはかる。肉親、財産、名誉、業績等、総ての物事に対する囚われを捨て去る。

㈢　身辺の整理をし、過去の清算をする。

㈣　葬儀等について遺言をする。

㈤　自分の死後も、世に裨益《ひえき》するところのものを遺《のこ》す。

これは思考の実験であり、果たして自分の余命が一年か否かはわからない。しかし余命を自覚しているつもりで生きていくことには、非常に重要な意味があると思われる。

健康法の総括・生き方の総括

先日、健康法の総括と題して次のような要旨の講演をする機会があった。

「あなたこそあなたの主治医＝自分の健康は自分で手作りする精神があなたの晩年を支える」

(1)　呼吸法

意識して息を吐く。短く力強く、細く長く。歩くとき、階段を上がるときは三呼一吸。息を吐きながら話をする。血圧が下がり、脈拍が減り、不整脈が治り、血液循環がよくなる。精神が安定する。

(2)　体の使い方

毎日よく歩く。足は親指、手は小指に力点を置く。軸足（右利きなら左足）に重心をかける。肩の力を抜く。筋肉骨格系に生じた歪みを直す（全身の関節を同時に連動させ、足指から動かしやすい方向へ関節を動かす）。

(3)　よく噛んで食べる

小食のすすめ。湯茶は食間に飲む（発ガン性のある物質に対する唾液の毒消し効果）。

(4)　野菜、果物、お茶に含まれるガン予防成分

植物性食品＋動物性蛋白質。減塩食、未精白穀食、多種類の野菜料理、お茶（無農薬栽培）の効用。それでもなお抗酸化剤は不足であるため、天然型ビタミン剤を複数、一日数回、食事中に服用する。良質の蛋白質としての鶏卵。

(5)　未精製の食用油を用いる

精製された食用油を用いた食品を食べれば体内で、最悪であり発ガン剤に等しい過酸化脂質ラジカルが生じる。

(6)　木炭・竹炭を活用して水を浄化する（飲料水、洗濯機、風呂）。

地下水の汚染と胆道ガン（ダイオキシンと胆道ガンの関係）。

(7)　飲尿の効用。

(8)　便秘の原因とその対策。

(9)　物事は悲観的に準備し、楽観的に実施する。

すなわち最悪の事態に備え（Prepare for the worst）、取り越し苦労をしないで生きる。例えば非常事態に備え、一年分の玄米・大豆・昆布・ビタミン剤の備蓄及び、民間療法（操体法、ビワの葉療法他）等の治療手段に習熟しておく。ややこしい内容のものは観ない、読まない。人の噂話・悪口は言う

だけ損、こちらの心身が損なわれる。何事にも感謝し、執着しない様に努める。

⑽　死に備え、死に場所を選ぶ（死生観の確立）

「物事は悲観的に準備し、楽観的に実施する」ことの最終段階である。執着解脱により死の恐怖から解放される。自分と自分の家族のためにだけ生きていては、執着解脱は困難である。

次は、大山定一氏訳の『マルテの手記』（原著リルケ、一九一〇年）の一節である。

「人々は生きるためにこの都会に集まって来るらしい。しかし、僕はむしろ、ここではみんなが死んでゆくとしか思へないのだ。僕はいまそとを歩いて来た。僕の目についたのは不思議に病院ばかりだった。——

この有名な市民病院は非常に古いもので、すでにクロヴィス王の時代から、その幾つかのベッドで患者が死んでいったのである。いまではベッドの数も五百五十九にふえ、まるで工場か何かのやうな様子にかはってしまってゐる。このやうな巨大な機構のなかでは、一つ一つの死などてんで物のかずにならぬのだ。まるで問題にもされぬのだ。むろん、それは大衆といふものがさせるわざにちがひない。入念な死に方など、もう今日の時勢では一もんの価値もなくなってしまってゐる。誰ひとりそんなことを考えるものもないのだ。いざ死ぬにしても、それを入念に準備するだけの十分に余裕をもった富裕な人々すら、だんだん物臭になり冷淡になりはじめた。自分だけの特別な死にかたをしようといふやうな望みは、いつとなしに薄れてしまった。自分だけの死にかたも、自分だけの生きかたとおなじやうに、この世のなかから跡を断つだらう。何も彼もがレディ・メードになってゆく。人間はどこからかやって来て、一つの生活を見つけだす。出来あひの生活。ただ人間はその出来あひの服に手をとほせばよいのだ。しばらくすると、やがてこの世から去らねばならぬ。否應なしに出てゆかねばならぬ。しかし、人々は何の苦労もいらない。——もしもし、それが君の死ですよ。——あ、左様ですか。そして、人間はやって来たとおなじやうに無造作に立ち去ってゆく。人間は自分の病気が持ってきてくれる死をただ死んでゆくだけで、ちっとも怪訝《あやし》まぬのだ。（あらゆる病名がわかってしまってから、どんな最後の決算もみんな疾病のせゐになり、その人その人の持味などはまるで無くなってしまった。ただ、病人は手をこまぬいてゐて、もう何一つすることがなくなってしまったのだ。）——

いまはもう誰ひとり知るべもない故郷のことを思ひだすと、僕はむかしはさうでなかったと思ふのだ。むかしは誰でも、果肉のなかに核があるやうに、人間はみな死が自分の身體のなかに宿ってゐるのを知ってゐた。（いや、仄かに感じてゐただけかも知れぬ。）子供にはちひさな子供の死、大人にはおほきな大人の死。婦人たちはお腹のなかにそれを持ってゐたし、男たちは隆起した胸のなかにそれをいれてゐた。とにかく『死』をみんなが持ってゐたのだ。それが彼等に不思議な威厳としづかな誇りをあたへてゐた。」

一九九八年の東大医学部のある同窓会誌に次のような寄稿があった。

「数ヶ月前、同じ国立病院長仲間として、親しくお付き合いを頂いていた先輩院長が肺ガンで亡くなった。彼は最後まで病院に入院することを拒み、自宅で療養を続けたが、末期の呼吸不全から痙攣《けいれん》と意識消失の発作を起こし、家人が堪らなくなって救急車を呼び、教え子のいる近くの大学病院に緊急入院させた。

奥様から後で聞いた話であるが、彼は入院してから最後の日まで、やせ衰えた細腕に何回も容赦なく刺される採血と点滴の針の痛みや、骨と皮だけになった尻にあたる便器の堅さと冷たさの苦痛を訴え続けた。病院は病人の苦痛を何一つ考えていない。一刻も早く退院したい、と言い続け返らぬ人となった。

幸か不幸か、私は今まで病気らしい病気をしたことがない。また、病院に入院した経験もない。自分が入院する時は、きっと死の病に取り付かれた時だろうと考えざるを得ない。そしてその時は、自分のこれまでの人生のうちで、肉体的にも精神的にも最も辛い苦難の時であるに相違ない。この予想される人生の最大の困難時、私を預かってくれる病院は、故人となった前国立病院長を看取った病院と果たしてどれだけ違っているか期待できるであろうか。私もこの先輩病院長と同じく、最後まで頑張り通せるかどうかは別として、自宅で死にたいと願っている一人である。」

この故人は最初から、ホスピスにかかっておられたら良かったと私は思う。患者の苦痛を減らし、死にゆく人の人間としての尊厳を尊重する目的をもって組織された医療施設は、緩和ケア病棟（ホスピス）である。ホスピスへ行くのに特別のコネはいらない。医師の診療情報提供書があればよい。

一般病院（大学病院も含まれる）というところは、患者本位の診療をして死にゆく人を心ゆくまで看取る、という目的のためには組織されていない。このお方も教え子というコネを頼られたが、大して役には立たなかったようである。ホスピス（緩和ケア病棟）と一般病院の目的は、はっきりと異なる。患者が尊厳死を望めば、ホスピスに入院すべきである。通院と往診による在宅ホスピスもある。

一般病院が全て、死にゆく人にとって非人間的な組織であるとは限らない。外面的な権威や威容を誇る有名大病院よりも、専ら開放型病院（厚生大臣の定める基準設置に基づく）へ私は患者さんたちを入院させることにしている。一般病院ではあるが開放型病院での入院生活に、患者さんたちはかなり満足してくれる。診療行為に関する情報が公開され外部に開かれている体質の病院を、私は好む。

また、人が自宅で死ぬためには、看護をする家族の心身両面の負担と力量が問題になる。家庭看護の主役になる家族には、風邪や腰痛の治療にはじまる永年の家庭看護の実際の体験の蓄積と、死生観が求められる。患者が医師であり父親であり夫であれば、家族にそういう生き方の基礎を指導してきたか否かは彼自身の責任でもある。

畢竟《ひっきょう》我々は、長年の自分の生活の中（飲食・喫煙・環境・心の持ち方・諸種の健康法の有無等々）で自分の病気を作り、病院や治療法の選択によって己れの死に方もまた自分で作っているようなものである。先に述べた「健康法の総括」のようなものを本人が体験体得していれば、病気になってもあまり手のかからない死に方をすることが出来るのではないか。各種健康法の総合的な実践の蓄積の上に、安らかな死が期待できるのではないか、と思われる。すなわち人の死に方は、それまでの生き方の総括でもある。

第三章　治療手段を患者の手に

1　すぐれた大衆療法「ビワの葉療法」

誰にでもできるビワの葉療法

李時珍（一五一八〜一五九三）の『本草綱目』によればビワの葉は、「その葉の形が琵琶に似ているから名付けたものだ。主治卒の止まぬものに気を下す。煮汁を服す。嘔の止まぬもの、産後の口乾。煮汁を飲めば渇疾《かっしつ》に主効があり、肺気熱嗽《ねっそう》、及び肺風瘡《はいふうそう》、胸、面上の瘡を治す。胃を和し、気を下し、熱を清し、暑毒を解し、脚気を療ず」。なお、木村康一氏曰く、「ビワの葉はサポニン、青酸或いは青酸を発生する配糖体、少量の蔗糖、砒素などを含む。種子中には少量の青酸（百グラム中四〇ミリグラム）、アミグダリン、ラウロワエラジン、脂肪を含む」（参照『新註校訂國譯本草綱目』第八冊、三九五頁、春陽堂書店、一九七五年）。

ビワの葉療法のわが国への伝来はおそらく奈良時代の頃であり、日本各地の寺院を中心にして今日まで伝えられてきたという。それは僧侶がビワの葉に経文を書き、それを火にあぶって熱くし、患部にあてがってさするというものであった。古来無数の大衆が、ビワの葉療法の恩恵にあずかってきたのであろう。ビワの葉の刺激効果を大阪大学医学部の片瀬淡教授と安田寛之博士が動物実験で、また同大外科の小沢凱夫教授の所でビワの葉療法の治療効果が陰茎ガンの患者で、確認されたことがあるという（大浦孝秋『人間医学』一九七三年九月号、人間医学社）。

ビワの葉にはアミグダリンが含まれている。これは一分子のシアン化合物と一分子のベンツアルデヒド、それに二分子のブドウ糖から成り立っている。シアン化合物もベンツアルデヒドも単体であれば毒性が強いが、アミグダリンという形におさまっていれば害はない。アミグダリンは温圧によっていったん体内に入ると、ベータグルコシダーゼという酵素によって分解される。そしてシアン化合物やベンツアルデヒドとなって毒性すなわち薬理効果をあらわす。しかしこのベータグルコシダーゼという酵素は正常細胞のまわりには少なく、ガン細胞のまわりにはその一〇〇倍もの濃度で存在する。しかも正常な細胞のまわりにはローザネーゼという保護酵素が多量に存在し、シアン化合物はチオシアネートに、ベンツアルデヒドは安息香酸という安全な物質に中和されるという（濱田久美子「ビワ葉温圧療法」帯津良一編著『ガンを治す大事典』四〇六頁、二見書房、一九九一年）。

活性酸素あるいはフリーラジカルは、細胞膜を構成する脂質や、生体内の蛋白質に攻撃（酸化）を加えて各種の不安定なラジカルを生む。このため連鎖的な反応で生体に損傷が加わるから種々の疾病の原因や増悪因子となり、さらに発ガンや老化のメカニズムに関係する。ビワの葉療法が各種の疾病の治療に実に有効であるという治験を考えると、ビワの葉療法には、フリーラジカル反応を抑制する作用があるのかもしれない。

ビワの葉療法に関しては、それに付加価値を付けて高価な治療器具の商品として販売する組織もあるが、基本的にはビワの葉さえあれば誰にでも出来る安価な大衆的な治療法である。貧富の差が今後いよいよ拡大させられ、社会福祉が解体させられつつある現在において、貧しい者が自らの病を自ら治すための技術が求められている。飲尿療法、(1)操体法《そうたいほう》(2)とともにビワの葉療法も「私こそ私の主治医」となるための重要な手段となるものと考えられる。

ビワの葉温圧療法は、イトウテルミー療法(3)における点擦法《てんさつほう》に相当している。熱源であるもぐさと皮膚の間に、紙と布とビワの葉を介在させるので、熱の伝わり方が穏やかで皮膚の感触が自然であり、ある程度熱源を患部に静止させることが出来る。ビワの葉が十分厚ければ温圧する時間も長くなり、熱は皮膚の表面から内部にゆっくりと、そしてしっかりと浸透していく。後述するように捻挫《ねんざ》した足首の治療の場合、一点につき最長二分間も静止させて温圧を加えることが出来た。患部というものは冷えているから、十分温まるのに時間がかかる。そして患者が耐えられる限界まで、冷えた患部を温めなければならない。

後述するように、捻挫した患部の足だけを治療するのではなく、全身の温冷浴を長時間行なうことで患部の痛みが良くなる。たとえ捻挫して痛いのは右の足首だけであっても、治療する対象の視野を全身に拡げておくことが大切である。ビワの葉療法の場合は、どのような病気であっても腹部、背部、腰部と足の裏が共通の治療点であるとされる。はり灸治療の場合でも沢田流では太極療法といって、どのような病気でも共通の治療点としていくつかの基本的なつぼを挙げている。操体法でもはじめに、患者の病態がどのようなものであろうとも常に基本的な、立位で一人でやる前後屈、側屈、左右のねじり体操をすることがすすめられる。患部をとくに治療しなくても、これ等の基本的な体操をするだけで体調が良くなることもあるのである。

　また、生体の自然治癒力あるいは自然良能力とは、具体的には生体の免疫力および抗酸化能のことであると考えられる。人体の細胞性免疫の中心は脾臓《ひぞう》にあることが最近わかってきた。そして細胞性免疫の担《にな》い手であるTリンパ球は、口蓋扁桃その他のリンパ組織に集合して出番を待っている。ガンをはじめとする慢性病のビワの葉温圧療法において、その第一の治療点を臍《へそ》とその周辺の腹部とするのは、脾臓に対する有効刺激となるからであろう。腋《わき》の下や鼠経部《そけいぶ》等のリンパ節も治療点としなければならない。免疫療法は必ずしも、薬剤によるもののみではないということである。ビワの葉温圧療法などは物理的な刺激によって、生体の免疫力を高める働きがあるのではないかと、治験例を見て考えさせられる。

　人間の体は、各部分の単なる寄せ集めで出来ているのではない。患部だけを治そうとしても治るとは限らない。全身的な治療が基礎となる場合が多い。全身との関連を考慮して、患部の治療は行なわれなければならない。このような考え方が治療学総論の精神である。

ビワの葉療法の症例

おむつかぶれ

四カ月の乳児。アレルギー体質でおむつかぶれがひどく、お尻が真っ赤になっていた。ビワの葉エキスを水で薄めて、おむつを換える時や沐浴後に綿花でこまめに患部に塗った。二週間ほどで患部の発赤は消え、皮膚はきれいになった。

火傷《やけど》

三歳の幼児。一八〇度に設定したホットプレートの鉄板に右親指が触れて、やけどをした。火が付いたように泣いた。すぐにビワの葉エキスを振りかけたガーゼを指に巻くと泣き止み、「気持ちいい」と言った。痛みはおさまり患部には水泡もできなかった。よく洗ったビワの葉約一二〇グラムを乾かし、細かく刻んで一・八リットルのホワイトリカーに漬け込むと、三、四カ月でビワの葉エキスが出来上がる。

幼児の発熱と咳

三歳の幼児。三七度二分の微熱が出た。元気がない。小児科を受診し、処方された薬をその夜と翌朝の二回飲んだ。昼食を食べず昼寝を一時間した。ふだんは昼寝をしない。午後三時にまた寝た。午後四時にビワの葉の表面で背中をこすってやった。夕食を食べ、夜は元気になった。その夜またビワの葉で背中をこする。翌日の体調は正常に戻っていた。

またある日、横になっていると立て続けに咳が出て息が苦しく、時々咳き込んでゲボッと吐く。痰がからんで出きらない。熱はない。初めの日はビワの葉エキスを浸したガーゼを背中に張った。二日目はビワの葉の表面を背中に当て、その上から温灸イトウテルミーのスコープで温めた。三日目はビワの葉の上に布と紙を乗せ、その上からもぐさで温圧し背中をこすってやった。それで咳が治った。

うおのめ（魚の目・鶏眼）

三九歳の主婦。右足の踵《かかと》にうおのめ（表面は軟らかい）が二カ所できていた。痛くて真っすぐに歩けなかった。ビワの葉の表面を患部に絆創膏《ばんそうこう》で張りつけて、靴下をはいて固定した。一晩でうおのめから膿《うみ》がたくさん出て、よくなった。一年以上たっても再発していない。

膝の痛み

五八歳の主婦。畑の草取りをした後、右足が痛くなった。階段を上がるとき、右の太股から膝にかけて痛い。操体法をやってもなかなか治らない。

両側の腰椎から骨盤にかけてと、右の膝関節のまわりにビワの葉温圧療法を自分でやった。一日に一回、三日間やって治った。

湿疹

一三歳の男児。アレルギー体質で、耳介《みみたぶ》の耳垂の付け根の所が切れて、ざらざらして血がにじんでいる状態がつづいている。ビワの葉エキスをガーゼにつけて患部に塗る。沁《し》みて痛いと言うが我慢させる。三回つけただけで、驚くほど患部はきれいになってきた。

にきび

二二歳の未婚女性。口の周りと額《ひたい》に、化膿した尋常性挫瘡（にきび）がたくさん出来ている。とくに生理の前になると悪化し、気分が悪くなる。ビワの葉エキスを本人に与え患部につけさせるようになって一カ月たったら、化膿した部分はなくなり、にきびも目立たなくなり、肌がつるつるときれいになってきた。本人が自分でビワの葉エキスを作ってこれからも、それを用いていきたいと言う。

風邪

五二歳の男性。二月末のある寒い日、背中がゾクゾクと寒く、こたつにもぐりこんでもなお寒い。石油ストーブで部屋の中を暖かくし重ね着をしてカイロを貼り、熱いラーメンを食べてもなお寒い。体温は三六・八度である。

筋診断治療法で肝経の右の中封《ちゅうふう》を治療点とし、ビワの葉温圧療法を全身に施した。とくに仙骨坐骨のあたりは長く温圧を加えてもなかなか患者は熱いと感じることが出来ず、反復して治療をした。腰の部分の治療を三〇分以上もすると、やっと少し暖かくなってきて気持ちが良いと言うようになった。

そこで布団に休ませたら、一時間後には全身汗びっしょりになった。下着を替えてもまだ発汗はつづき、都合三回下着を替えて発汗は止まった。翌朝はすっかり気分が良くなっていた。

打撲

三歳の女児。木製の急な階段を登っていて、その八段目から下に滑り落ちた。右頬をつよく打撲した。見る見るうちに頬は赤黒くふくれあがり、おたふく風邪になったように顔が腫《は》れあがった。すぐにビワの葉エキスをガーゼにたっぷりつけて、右の頬に湿布をした。しばらくつけていると泣き止み、「気持ちいい」と言う。それから三日間、日中は保育所にもビワの葉エキスを持参させ、夜は自宅で、ビワの葉エキスの湿布を交換しつづけた。日毎に頬の腫《は》れは引き、保育所の保母さんもビワの葉エキスの効力に驚いていた。

その後、ビワの葉エキスのガーゼを貼《は》っていた絆創膏《ばんそうこう》にかぶれて肌が赤く痒《かゆ》くなったので、湿布を止める。絆創膏かぶれの部分には、綿棒でビワの葉エキスを塗ると痒みはすぐ治まった。一週間後に頬は正常に復した。

幼児の熱・咳

七カ月の女児。初めの日は朝が三七度二分、昼が三七度八分、夜が三八度四分あった。機嫌が悪く、ずっと抱いてやらねばならなかった。ビワの葉温圧療法であるが、一カ所を熱さに我慢できるまで押さえるのではなく、幼児の背中を背骨に沿って撫《な》で、腹部はへそのまわりを撫でた。これを一日四回繰り返した。

次の日は朝が三七度七分、昼が三七度六分、夜が三七度七分であった。ビワの葉の治療は一日三回繰り返した。機嫌が良くなって一人で遊んでいた。発熱しているときの治療では、ビワの葉が黒く変色した。

三日目は朝が三六度四分と平熱になっていた。ビワの葉の治療は一日二回繰り返した。この日、背中と腹部に小さな発疹が見られた。いわゆる突発性発疹であったろうと考えられた。

三歳の女児。朝から咳が出る。夕食後嘔吐した。親はその夜、ビワの葉温圧療法の用意をし、それで子供の腹部および背中を背骨に沿い上下に摩擦してやった。治療している間に子供は眠ってしまった。翌日は咳も治まり、元気になった。

このように親は出来るだけ、自分の子供の体の治療を自分でできる手段を持っているとよい。

角膜びらん

三一歳の主婦。近視でコンタクトレンズを装着している。右の眼球の表面が充血しており、激しく痛い。角膜中央部に小さな点状の隆起がある。コンタクトレンズをはずさせて、ビワの葉温圧療法をさせた。目蓋《まぶた》を閉じて、その上から加療する。充血と痛みが消失した三日後に眼科を受診させたところ、治癒しつつある角膜びらんということであった。この角膜びらんは、コンタクトレンズの過剰装用による角膜酸素不足によるものと思われる。

風邪

四一歳の主婦。一二月の寒い日、自転車に三〇分ほど乗って買物に行く。汗をびっしょりかき、それがもとで帰宅したら悪寒がする。くしゃみ鼻水が出て喉《のど》が痛い。夕食に熱い鍋物を食べても悪寒はとれず、入浴を止めてビワの葉温圧療法をする。自分で足の裏、喉、腹部を施術し、首筋、肩、腰背部は夫にしてもらう。一時間以上もすると、背中がぽかぽかと温かくなり眠くなる。喉が痛いのでビワの葉エキスで含嗽《うがい》をして、ビワの葉の表面を喉に貼《は》りタオルで巻いて休んだ。翌朝は、喉の痛みもとれており、風邪は治っていた。

捻挫

六一歳の男性（橋本行生自身のことである）。大阪の京橋駅の階段の下りの最後で右足首を捻挫《ねんざ》した。足は左が支持脚で右が運動脚である。左足を十分安定させておいて、右足を出したならば、右足で着地に失敗することはあまりないはずである。その点、無意識のまま足を動かしていたのが不覚であった。慎重に階段を下るということは、左足を支持脚として自覚することである（参照・橋本行生『病気を治す着眼点』六六頁、柏樹社、一九八八年）。

捻挫した直後は右足首が痛くて歩けず、しばらくは壁にもたれて立ったままであった。やがて来た電車には右足を引きずってやっと乗った。三〇分後に下車するときには痛みが強く、一歩を踏み出すことが困難であった。やっと長尾駅のホームのベンチに腰を掛けて、鞄《かばん》の中から筋診断治療法のシールを取り出し、肝経の中封《ちゅうふう》に青色を貼った。肝経を選んだのは、右足が着地した際に足関節は内旋し、かつ過度に伸展された結果損傷された靭帯《じんたい》は、胆経に沿《そ》っていると考えたからであった。それは胆経の臨泣《りんきゅう》、丘墟《きゅうきょ》の線に沿っている。従ってまず陽経である胆経の裏（陰経）である肝経の中封を治療点としてみる。筋診断治療法では大体、裏の陰経を治療の主経とすることになっている。肝経用の青色のシールを右足の中封に貼付した直後から、右足を引きずりながら何とか独り歩きが出来、階段を降り地下道を通りまた階段を登り、駅の改札口を出た。タクシーに乗らなければと思ったが、すでに順番待ちの行列が出来ていた。何となく歩けそうな気がして、長尾家具町の私の診療所まで二キロの道のりを歩きはじめた。中途で、肝経の中封から胆経の臨泣へ、さらに胆経の丘墟へと青色のシールを張り替えながら歩き通した。我慢しなければならないほどの痛みはなかった。

家に着き、横座りをしてしばらく休んだ後は、立ち上がるときに痛い。正座は出来ない。家の中では、ずっと右足を引きずりながら歩いた。筋診断治療法の青色のシールは貼付したままである。その日は治療をせず、ただ風呂に入って寝た。

二日目は、右足を引きずりながら診療に従事し、屋外には出なかった。就寝前に、はじめてビワの葉温圧療法をした。足指や、足関節を背屈すると痛い。右の足背部の外側半分全体に圧痛がある。圧痛があるところ全体に温圧を加える。

三日目からは、起床後と就寝前の二回、ビワの葉温圧療法を繰り返した。圧痛点がある範囲は、外踝《そとくるぶし》に向かって縮小しつつある。足は冷えていた。圧痛点を十分に温めるには三〇秒、一分、二分とわりに長い時間を要した。使用したビワの葉が黒く焦《こ》げる。ビワの葉エキスを湿布して包帯を巻いて一日固定していたら、やり過ぎだったと見え皮膚が傷《いた》み、ビワの葉温圧療法が沁《し》みるようになった。

痛くない動作をせっせと繰り返して、痛くない動作が出来る範囲、可動関節の範囲を拡大していくのが操体法の基本的な考え方である。私は五本の足指の屈伸は痛くなく出来るようになったので、暇さえあればこれを繰り返してするようにした。全力で足指を曲げてそれから伸ばす。足の力点の中心は親指である。因《ちな》みに、手の指の屈伸運動の力点は小指である。足は親指、手は小指である。安静を強《し》いられる病人にとって重要な健康法は手足の指の屈伸である（参照・國嶋喜八郎『健康への招待』自然良能社、一九六九年）。

一般の健康人にとっても、「足は親指、手は小指」に運動の力点をおくことの重要性は強調されなければならない（参照・橋本敬三『万病を治せる妙療法』農文協、一九七七年）。四日目も朝と夜の二回、ビワの葉温圧療法をした。その夜、熊本へ帰った。圧痛点は右足の外踝《そとくるぶし》の前の部分に限局してくる。損傷を受けた足関節の靭帯の付け根の部分である。

五日目は足は自分で治療し、腰背部は妻から治療してもらう。大衆浴場に行って、一時間以上かけて温冷浴をする。湯に入ってのぼせるようになったら、水槽に入って全身を十分に冷やす。これを一〇回繰り返す。水槽の中では走ることが出来た。湯槽の中でも水槽の中でも全力で足指の屈伸を繰り返す。体重をかけなければ、足関節を屈伸させても疼痛はなくなった。

足指の屈伸運動、温冷浴とビワの葉温圧療法を繰り返す。操体法の基本体操と、可能なだけの真《ま》向法《つこうほう》を続ける。やがて歩行は元のように出来るようになった。

このような生活を続けて事故より二〇日後には、日課のジョギングの替わりに速く歩くことが出来るようになった。

下顎骨骨髄炎

四六歳の女性。一九九四年七月、以前から化膿し膿《うみ》が出ていた左下の大臼歯を抜歯した。歯根部は腐敗していた。抗菌剤タリビットを一カ月投与され服用したが、全身倦怠と便秘のため中止。次は抗生剤トミロンに変更され二カ月間服用したが、歯肉からの排膿はつづいた。歯肉から骨が露出してきた。

S病院口腔外科で、下顎骨骨髄炎《かがくこつこつずいえん》と診断され同年一〇月末、腐骨除去のための手術をしてもらった。手術によりほとんど治るだろうと言われていたが、自然治癒力の低下のためか肉芽の盛り上がりが遅かった。

一九九五年一月上旬、手術した患部の歯肉から血膿が出た。夜間横になると、痛くなる。生姜湿布、里芋パスタを貼《は》った。疼痛が激しく不眠となる。口腔外科からは、消炎鎮痛剤ポンタールが追加処方されたが効果はなかった。民間療法の生姜湿布、里芋パスタをつづけたが疼痛はおさまらず、夜間横になると一時間ぐらいで激痛となり、起きて歯肉の血膿を絞り、うがいをして冷やした。鎮痛剤の座薬ボルタレンを一二時間ごとに使用したが、鎮痛効果は一時間半から四時間ぐらいしかつづかなかった。トミロンの服用量を一日限度量一二錠まで増やしたが、効果はなかった。昼間も何も出来ない。ボルタレンも増量するが、安眠出来ない日々がつづく。

同月一七日の静脈採血による検査結果は、白血球数六三〇〇、赤沈一時間値八㎜、リンパ球幼弱化試験ＰＨＡ四〇一 S.I.、Con-A三二 七 S.I.、CD4/CD8＝二・〇等々と大した炎症所見はなく細胞性免疫能も正常域であった。局所の化膿（排膿）と疼痛は、全身の循環血液には反映されていない。

不食と不眠のため同月末には衰弱してきた。ボルタレンとトミロンの処方は中止され、他の薬剤に換えられた。左頬と顎の下が腫れてきて横にもなれなくなってきた。ふるえがきて嘔吐し、気を失った。S病院口腔外科に運ばれ、低血糖であるとして補液がなされた。

我々は、薬剤の使用を中止しビワの葉温圧療法をすることをすすめ、同年二月一日からそれは始められた。まず腹部・背部・足の裏を治療してから患部の治療をする。最初は一日、六時間ぐらいかけてやったという。治療の初回から歯肉の痛みは半減し、やがて消失した。抗生剤の服用で胃が痛くなっていたが、服薬の中止とビワの葉温圧療法の開始後一週間で、良くなった。この人はかつて飲尿療法で自分の尿を飲んだ結果、例外的に頭髪や眉毛も白髪となっていたが（飲尿はすぐ中止したが白髪は元に戻らず）、ビワの葉温圧療法を半月つづけたところ治療側の左側の毛の色が黒くなってきた。右半身にもビワの葉療法をすることで、頭髪の右側も黒くなっていった。

慢性前立腺炎

六二歳の男性。以前からある自覚症状は、頑固な頻尿・残尿感・会陰部《えいんぶ》痛である。小便が勢いよく出ない。しかし、夜中に尿意を催し起きて排尿するようなことはない。

かつて急性気管支肺炎になり、その治療のためにセフェム系の抗生物質を静脈注射した後、前述の泌尿器の症状が拭われたようにきれいに治っていたことがあった。腹部エコー検査の結果では前立腺結石が認められ、泌尿器科での膀胱造影と前立腺触診によっては、前立腺肥大は認められなかった。一九九七年五月の前立腺特異抗原（PA）は三・一ng／mℓ（基準値四・〇以下）であった。

諸症状からして慢性前立腺炎と思われるが起炎菌は証明されていないので、いわゆる前立腺症かもしれない。会陰部痛は時々起こり、激痛である。本人は、はじめは内痔核の痛みかと思っていた。しかし本人が痔核を触れることが出来ない時にも痛い。しばらく我慢していると一時間以内に痛みは自然に遠退《とおの》く。このような状態が長い間つづいていた。

ビワの葉温圧療法は一九九七年六月から始められた。本来は大極療法でもって腰背部・腹部の治療点も加えなければならないのであるが、面倒臭がって会陰部だけしか治療しなかった。それでも一カ月間に約二五日は続けられた。一回に三度もぐさの火を替える程度の治療であった。従って一回の治療に一〇分もかからない。

ビワの葉温圧療法の、会陰部痛に対する効果は覿面《てきめん》であった。はじめの頃、会陰部痛が起きた時、その場で治療したことがあった。それも一度きりで、一九九七年七月末現在、会陰部痛は起こらなくなっている。頻尿や残尿の程度も軽減しているようである。

動物実験の結果によれば慢性前立腺炎は、経精管性よりも尿道からの逆行性感染によるものが多いという。逆行性感染は性交渉によるものが多いと考えられる。従って性交渉後、排尿したり、外陰部を水で洗うことも大切な前立腺炎の予防法である。また、前立腺結石が前立腺炎の原因ともなり得る。

慢性前立腺炎は、慢性中耳炎や慢性副鼻腔炎とともに非常に治り難い疾患である。抗菌剤を服用しても、仮にその薬剤が有効なものであったとしても、その薬剤が患部に到達して所期の目的を達するには量があまりにも稀薄なのである。

このような疾患の治療に薬物送達システム(5)（ＤＤＳ）を登用することも難しい。従ってこのような疾患を治療する場合は薬物療法よりも、物理療法の方を優先させた方が良いと考えられる。物理療法には筋診断治療法のようなつぼを用いる特殊な治療法の他に、誰でもやれる一般的な温熱療法がある。体表から加えられた熱が皮膚から体内へ浸透し、慢性化した炎症に対する自然治癒機構を活性化し生体が自ら炎症を治すのを促進させるものと考えられる。

慢性中耳炎の場合は細い耳道に挿入できるイトウテルミーのような温熱療法が適当であるが、慢性前立腺炎の場合にはイトウテルミーの点擦《てんさつ》法は熱過ぎて効果的でない。狭い会陰部を摩擦するだけでは皮膚が擦《す》り剥《む》ける。ビワの葉温圧療法であれば、一回につき三〇秒以上は点擦（固定して温圧）が持続できる。ビワの葉と布を水で湿らせてもぐさの熱を弱くすれば、さらに長時間の熱を前立腺に向かって浸透させることが出来る。そうすることで、温熱療法の効果が上がる。

上咽頭ガン

一九三一年生まれの男性。我々の所の初診は九四年六月。

Ｋ赤十字病院耳鼻咽喉科の紹介状によれば、上咽頭ガン（中等度分化の扁平上皮ガン）第Ⅲ期$T_2N_1M_0$（左側頸部リンパ節転移）であり、Ｋ大学医学部付属病院耳鼻咽喉科で放射線治療の予定であるということであった。

我々の所の検査結果では、空腹時血糖一三七㎎／$d\ell$、ヘモグロビンA_1C六・二％と軽度の糖尿病であり、腫瘍マーカーSCCは一・〇未満と正常域であるが、血色素量一二％、赤血球数三八一万と軽度の貧血が認められ、蛋白分画はグロブリンがα_2一九・八％、β七％と異常であり、リンパ球幼弱化試験はPHA三二一S.I.、Con-A二五七S.I.、CD4/CD8＝三八・七／二七・七と基準値内であった。

患者さんは化学療法を希望せず、リニアックによる放射線治療のみを二クールで三九回の照射を施行されたところで退院して、我々の所の治療に専念することになった。今後の自分の生涯を医師と病院の管理支配下におかれることを潔しとせず、従来通り働き続けたいのであった。

治療方針は次の通りであった。

㈠　漢方薬・十全大補湯加三棱《じゅうぜんだいほとうかさんりょう》、莪朮《がじゅつ》

㈡　蓮見ワクチン（Lu11・M）注射

㈢　メガビタミン療法（ブドウ糖より合成されたアスコルビン酸、天然βカロチンとαトコフェロール）

㈣　飲尿療法

㈤　ビワの葉療法

患者さんは上記の治療法を忠実に実行した。最終的には、左側頸部のリンパ節転移の部分にビワの葉の表面を当て、その上に温めたコンニャクを包んで乗せて頸《くび》にしばりつけ、二〇分ほど放置するということを毎日続けているという。日常の生活には何の支障もなく働き続けられ、一九九六年八月の段階ではすでに、頸部のリンパ節は触れることが出来ないほどまでに消失していた。

帯状疱疹（ヘルペス）

二二歳の男性。やや痒みのある紅斑が生じ、疼痛はなかった。皮膚科を受診したところ、帯状疱疹といわれ、抗ウイルス剤ゾビラックスの点滴静注を三回と内服薬を処方された。四日目からビワの葉温灸療法をはじめた。すぐ紅疹は褪《あ》せて、ゾビラックスによる治療は中止した。

直腸ガン手術後

一九九五年五月に五四歳の主婦。本人の希望により経肛門的に直腸ガンの切除術を行ない、良く分化された腺腫の中の腺ガンであった。しかしガンの再発が認められ、一九九六年二月に二度目の手術が行なわれ人工肛門がつくられた。

その後、足が冷えて全身倦怠感がつよく、家事が思うように出来ない日々が続いていた。温灸イトウテルミー療法をした。我々の所で蓮見ワクチン療法、煎剤の四君子湯《しくんしとう》加紅参《こうじん》等を処方して治療したが、全身状態が改善されるようなはっきりした効果は認められなかった。一九九六年九月にビワの葉温圧療法をすすめ、その効果はすぐ現われ、家事が出来るようになっていった。

以前にもビワの葉温圧療法を試みたことがあったというが、温圧用のもぐさの棒が細過ぎて、それだけ効果が弱かったのではないかということであった。今回は十分大きなもぐさの棒を使用して効果があった。

ベーチェット病

二九歳の主婦。一九九六年四月、三九度の熱と口腔内アフタ及び膣内に潰瘍が出来て、他医でベーチェット病と診断された。種々投薬は受けたが発熱と潰瘍は治らず、同年九月我々の所に来診した。副腎皮質ホルモン剤は投与されておらず、その服用を望まないという強い本人の意思があった。私の方から断食道場に入所治療を依頼したが断られた。

本人自身にビワの葉温灸療法をしてもらうことにした。その効果はすぐ認められ、二週間後の来診時には解熱しており、アフタや陰部潰瘍も消えて瘢痕のみとなった。初診の時と二カ月半後の検査結果は表7の通りである。

なお治療法はビワの葉温圧療法の他に、青汁《あおじる》の飲用、漢方薬・黄連解毒湯《おうれんげどくとう》と四物湯《しもつとう》及び加味帰脾湯《かみきひとう》のそれぞれエキス剤の服用、メガビタミン療法等であった。

慢性多発性関節リウマチ

三一歳の主婦。一九九六年七月七日に初産。安産であった。

八月になって喉《のど》がちょっと痛いなど風邪をひいているような感じとなった。カーッとするが全身がゾクゾクと寒い。同月一〇日、ちょっと手首が痛いような気がした。朝の手のこわばりがあった。一一日は手首と膝《ひざ》がちょっと痛い。一四日は、痛いとまではいかなかったが倦怠感とともに全身の関節ががくがくして、よろよろ歩きをした。二〇日になると、膝をはじめとして全身の関節が痛く、

表7　初診時と２カ月半後の血液検査結果

検査項目	正常域	1996年9月3日	11月19日
赤沈1時間値/2時間値（mm）	1時間値3—15	78/118	47/72
CRP（mg/dl）	<0.4	2.9	0.8
白血球数	4000—8500	13000	6200
血清鉄（r/dl）	80—170	44	69
α_2グロブリン％	5.7—9.1	11.6	9.3
βグロブリン％	7.0—10.8	9.3	8.6

座れず独りでは立てなくなり、脇を抱えられてやっと歩くようになった。これより、漢方薬疎経活血湯《そけいかつけつとう》エキスの服用と温灸イトウテルミー療法をしたが効果はなく、病状は進行した。筋診断治療法では左の公孫《こうそん》と右の内関《ないかん》が妥当な治療点であった。痛みのために寝返りが打てない、身体が硬直し朝の起床が困難となった。右手第二指の遠位指節関節が曲がらなくなった。動くことが自由に出来ないために全身の筋力が低下しはじめた。鎮痛剤ボルタレンの坐剤を処方されたが、授乳中であるため本人の意思により終始一貫ついに化学薬品は一切使用しなかった。近くの温泉に通い、温冷浴を一時間ぐらい毎日続けた。硬直の改善は入浴した時だけで、さしたる効果はなかった。

九月になると関節の腫張が手指や手首にひろがりはじめた。漢方薬はウチダの五積散、煎剤の当帰四逆湯《とうきしぎゃくとう》加独活《どつかつ》・羌活《きようかつ》・威霊仙《いれいせん》・杜仲《とちゆう》・鶏血藤《けいけつとう》・補骨脂《ほごし》（破故紙）・川楝子《せんれんし》・防風《ぼうふう》・秦艽《じんぎよう》各三グラムを服用させたが、下痢便になると言うのでさらにオースギの平胃散エキスを加えたら改善された。授乳中のため止痛薬の附子《ぶし》は処方しなかった。メガビタミン療法（アスコルビン酸五グラム・天然βカロチン〈商品名メグビーA〉七五〇〇IU・天然ビタミンE〈同メグビーE〉総トコフェロール二〇〇㎎中d－αトコフェロール一〇〇㎎、各々一日量）、飲尿療法、ジャガイモ湿布をはじめた。ジャガイモ湿布は両側の手関節、中手指節関節、膝関節の痛みと腫れに有効であった。同月九日の血液検査の結果は表8に示すように、赤沈一時間値が一〇〇㎜を超え、ウサギIgGを反応因子とする凝集力の強いリウマチ因子であるRAPA値も一六〇倍と高く、発症から日は浅いが慢性多発性関節リウマチであると考えられた。蓮見ワクチンのアジュバントの皮下注射をはじめた。

同月一〇日よりビワの葉療法をはじめた。一番最初は背中にビワの葉を置きその上に熱いコンニャクを乗せただけでやった。それでも、減退していた食欲がすぐ回復した。次にビワの葉の上に布と紙を置いてその上から火が付いたもぐさの棒で押す温圧療法をはじめた。

初めは疲労のため背中と腹部と膝関節の治療をするだけで精一杯であった。しかし一カ月来の風邪様症状はすぐ良くなった。ビワの葉温圧療法をはじめて五日目頃から関節痛は一段と強くなりそれが約二週間続いた。治療した時は良いが、治療後が非常に痛くなる。ビワの葉温圧療法はそれでも止めず続けてこれを治療法の主力とした。これにより病気は良くなっていったので、この治療後の関節痛の悪化はいわゆる瞑眩《めんげん》(4)といわれるものであったのだろう。ビワの葉温圧療法の治療点はまず基礎療法として、背骨の両側を首から骨盤までと仙腸関節、臍を中心とした腹壁、足の裏、それから手足の痛む関節を治療するという順序で行なわれた。同月末より全身の状態が良くなり、元気が出てきた。整形外科医の助言により家の階段の登り降り等でリハビリテーションをはじめた。

ビワの葉温圧療法をはじめて一カ月ぐらいたった頃から関節の痛みは日に日に薄らぎ、近所に買物に出かけたり、児を抱くことが出来るようになった。一〇月中旬に近くのビワの葉エキス温灸療法の治療師の所に行って、技術を習った。曰《いわ》く、温灸を一本ずつ両手で握って患部を裏表の両方からはさむ様にして治療する。膝は裏面をも治療する。ビワの葉を刻《きざ》んでガラスビンに入れ消毒用ア

表8　血液検査の経過

	96年						97年
検査項目	8/15	9/9	10/9	11/12	11/29	12/12	1/9
赤沈1時間値/2時間値（mm）	30/60	118/131	92/120	44/84		31/65	15/42
CRP（mg/dl）	0.5	3.1	2.8	0.2	0.0	0.0	
RA（IU/ml）基準値<10	798	1410	615	318	339	247	167
RAPA（倍）基準値<40		160	160	160	160	80	40
IgG—RF基準値<2.0					1.0		
血清鉄（r/dl）	71	49	60			77	86
α_2グロブリン%	10.1	13.4	12.9	10.2	10.7	8.7	8.1
β グロブリン%	9.2	10.3	9.9	9.1	8.6	8.6	8.1

ルコールに漬けて密閉し、葉が褐色になるまで放置してビワの葉エキスを抽出する。このエキスを用いて電熱器で治療するデミガーという治療器も購入して使ってみた。デミガーは簡単であるが欠点は、もぐさで温圧を加える方法とくらべ時間がかかることと、電熱器の温度を調節して下げる場合に強い電磁場が発生するということであった。同月一九日には産後初めて児を連れて婚家に行くことが出来た。同月二六日には児の三カ月検診のために小児科へ行き、立ったり坐ったりすることが楽に出来た。本人自身も治療に努力したが、実家の母親と姉の協力は大であった。

一一月になると、関節痛はあるが元気が出て体が良く動くようになった。食欲が出た。関節の腫張は減った。血液検査の結果は表8に示すようにかなり改善された。免疫グロブリンGリウマチ因子（IgG—RF）が陰性であるということは、慢性関節リウマチの関節外症状（血管炎）が乏しいことを示唆している。ヒトおよびウサギIgGの反応因子と凝集するところの、免疫グロブリンMリウマチ因子（IgM—RF）を検出するRAテストおよびRAPA値が、正常化するまではビワの葉療法を止めるべきではない。また完全に治った後も再発を予防し、他の病気になることを防ぐために飲尿療法、メガビタミン療法、野菜を豊富に摂る食事、五積散等の漢方薬の服用等は継続すべきである。

このように炎症病状が早く改善されていったのは、初めから整形外科一般の内科的治療法である消炎鎮痛剤・遅効性抗リウマチ薬・副腎皮質ホルモン・免疫抑制剤等を使用するという回り道をせず、一貫してビワの葉療法という物理療法を主とし、抗酸化剤の摂取（メガビタミン療法や漢方薬）と免疫療法（飲尿療法や蓮見ワクチン、漢方薬）を併せて行なうという治療の王道を歩んだからであったと考えられる。

「いずれにせよリウマチ治療で大切なことは〝治療に王道なし〟ということです」（森藤忠夫・松田邦雄編『リウマチ（新版）正しい診断と上手なつき合い方』有斐閣選書、一九九三年）と専門医たちは考えているようであるが、果たしてそうであろうか。治療の王道は「あなたこそあなたの主治医」というところにあり、「私こそ私の主治医」として患者自身が生活の中で自ら己れの体に対して実践するところにあると考えられる。

本稿は、平尾絹子さん（長野県在住）との共著である。

〔参考文献〕

・濱田峯瑞『奇跡のビワの葉療法』啓明書房、一九七五年
・築田多吉『家庭における実際的看護の秘訣』築田三樹園社、（電話〇八二―二二二―三六〇三）
・橋本行生『あなたこそあなたの主治医』農文協、一九九六年

・橋本行生・平尾絹子「ビワの葉療法」診療メモ二四五『月刊むすぶ』、一九九七年二月号、ロシナンテ社

〔注〕

（1）飲尿療法　尿は体にとって不潔な、有害無益の老廃物であるとのみ考えられてきた。しかし、尿の中には、微量ながらきわめて有益な成分が種々含まれていることが分かっている。例えば、脳梗塞や心筋梗塞の原因となる血栓を融解するウロキナーゼ、傷ついた組織や細胞を修復再生する表皮増殖因子、月経周期の正常化や精子の生産を促進する性腺刺激ホルモン、アンチネオプラストンやベータ・インドール酢酸などの抗ガン物質等々。自分の尿を飲むことによって、白髪・抜け毛、貧血、精力減退、易疲労感、視力低下等々の症状の改善と治癒がみられた臨床例は枚挙にいとまがないほどである。

（2）操体法　体の歪み直しのための体操。故橋本敬三先生によって体系化された。骨格筋のかたよった縮みにより、骨格が歪む。骨格の歪みだけを治そうとしてもすぐ元に戻るのは、筋肉が骨を引っ張り支えているからである。骨格筋の縮みを直さなければならない。縮んでいる筋肉をさらに一層縮ませるような動作（気持ちがよい方向へゆっくりと動かす）をし、五秒ほどためをつくってからポンと脱力すれば、縮んだ筋肉は伸びる。術者に抵抗を加えてもらう操体法や、一人でできる操体法がある（参照・橋本敬三著『万病を治せる妙療法』農文協）。

（3）イトウテルミー療法　温灸の一種であるが、指圧やマッサージの効果も兼ね備えている。伊藤金逸医博の考案による。もぐさのようなものをかためた線香に火をつけ、患部を直接いぶしたり、金属の管をつけてマッサージしながら暖める。特定のツボ等に、線香で熱された器具の先端を当てて押さえる「点擦法」と呼ば

れる方法もある。

（4）瞑眩《めんけん》　断食療法や飲尿療法をした場合、好転する前に、一時的に症状が悪化する場合がある。これらは瞑眩反応と呼ばれている。民間療法の世界ではよく使われている言葉であるが、実際に瞑眩がみられるのは漢方で言う実証の人がほとんどであり、体力が衰えている虚証の人には稀《まれ》のようである。

（5）薬物送達システム（ＤＤＳ）　生体に投与された薬物は吸収、分布、代謝、排泄という過程によって、目標の部位に移行し、そこの細胞や組織における受容体と結合することによって、薬の作用が発現する。抗生物質では、病原寄生体への結合により作用が現われる。この場合、目標とする臓器や組織あるいは寄生体細胞そのものに、必要な時に必要最小量の薬物を到達させることが理想である。これを目標として開発された新しい薬物投与方法や形態がＤＤＳである。

2　便秘について

大便が毎朝きちんと出る、しかも排便したあとスカッと気持ちがよいほど出る。これが健康で生きていくための大切な条件である。どんな病人であろうと、病名がついていない普通人であろうと、快便が出ているかどうかがまず問われなければならない。快便が出ていなければ何故かを考え、生活の中に改善すべき点があれば改めていく。こういう生活の知恵が家庭のなかにあるとよい。

便秘は大きく分けて何らかの器質的病変、例えば大腸ガンや先天的異常により腸管が機械的に狭窄して起こるものと、これらの器質的な病変がなく、腸管の運動機能の異常すなわち腸管の蠕動《ぜんどう》が減退したり、逆に緊張亢進して局所的な痙攣《けいれん》が強く、内容物が肛門外へ推進されずに起こる機能的なもの、との二つのタイプに分けられる。前者の器質的病変によるものは少なく、日常診療で出会う便秘の多くは、後者の機能性の異常によるものである。

機能性の異常による便秘の原因と治療法には、次のようなものがある。

①右半身が短縮している場合

口から摂取された食べ物は胃で消化され、約七〜六メートルある小腸で栄養分を吸収された後、大腸を経て肛門より排泄される。大腸は長さ一・六メートルだが、凹字を逆さまにした形をしていて、排泄される物は時計回りに移動していく。したがって大腸の最初の部分では、立位であれば重力に逆らって下から上に内容物を送らなければならない。人間の骨格が右側に歪んでおり、右の骨盤が左より上がっている場合、右半身が短縮する。大腸の上昇部（上行結腸）がある右半身が短縮し圧迫されていると内容物の上昇が妨げられ、頑固な便秘になりやすい。

日常の生活で右半身に重心が偏ってかかりやすくなっていると、右半身が圧迫されて短縮してしまうことになる。操体法などによって歪みを直し、体の重心が右半身に偏らないように生活することがポイントとなる。

②ストレス

大腸の動きを蠕動《ぜんどう》というが、これを司《つかさど》るのが副交感神経である。ところが興奮したり緊張したりすると、逆に副交感神経に拮抗《きっこう》する交感神経が働いて、この蠕動が抑制される。ストレスをずっと受けて交感神経の緊張が続くと便秘になる。

この自律神経のアンバランスは、丹田腹式呼吸法で調整する（参照・本章「5　呼吸法の効用」）。

③内蔵平滑筋の筋力の低下

大腸を働かせる平滑筋の筋力が低下している人は、概して低血圧と胃下垂であり、頑固な便秘であることが多い。

ショック療法にも用いられる薬用人参の服用が、筋力をつけるのに有効である。このようなタイプの便秘の人には、薬用人参や体を温める附子《ぶし》の入った漢方薬が用いられる。ただし、高血圧の人が薬用人参を服用すると更に血圧が上昇するので、注意を要する。

④水分の摂取量が少ない

人間は一日のうちに、飲食物に含まれるものを合わせて約一・五リットルの水分を摂取する。一方、一日のうちに七リットルの水分が胃腸の粘膜から消化管内に分泌される。大便として体外に出る水分は一五〇ccである。一日八リットルあまりの水分が再吸収されていることになる。

水分の再吸収は主として、小腸上半部すなわち十二指腸、空腸でおこなわれる。小腸の下半部の回腸では、空腸の半分しか吸収されない。小腸全体では約八リットルの水分が再吸収され、大腸では三〇〇ccあまりである。

問題は大腸に残る水分の量で、これが大腸に湿り気を与えて大便を出やすくさせる。したがって水分の摂取量が少ないと大便がかたくなり、兎糞《とふん》となって便秘することになる。

朝起きてすぐ水乃至《ないし》お茶を飲めるだけ十分に飲む。その水分が小便に出はじめ、大便が出たら朝食をとるとよい。

⑤粉食（パン・うどん・そば等）や白砂糖の摂取が多すぎる

砂糖や蜂蜜を食べると便秘しやすい。粉食はすぐ消化・吸収され、大腸に対する刺激性のある繊維質が少ない。精白された小麦粉で作られたパンやうどん、甘いケーキなどを食べ続けていると便秘しやすくなる。甘いジュース類もそうである。

よく噛まなければならない繊維の多い食べ物を摂るとよい。噛めば湧き出てくる唾液も、体に必要なものである。

⑥飲尿療法

飲尿は下剤としても有用である。朝一番の自分の尿をコップ一杯飲むことにより、自然な便意をもよおすことができる。医師たちを主とする医療の体制側は尿療法を嘲笑し無視するが、経験した者だけにわかるすばらしい効果をもった民間療法である。尿は決して有害無益の排泄物ではない（参照・橋本行生『病いを知り己れを知る』農文協、一九九四年）。

また、便秘しているのに無理に力むと痔になりやすい。痔は肛門部の静脈の鬱血《うっけつ》（血液が流れなくなった状態）である。一般に鬱血は、血管のまわりの筋肉を運動させることにより避けることができる。肛門や内臓の運動は難しいが、丹田腹式呼吸法により動かすことができる。痔に対しては肛門部を、入浴時等に指でマッサージするとよい。

〔参考文献〕

橋本行生『病気を治す着眼点』柏樹社、一九八八年

3　アトピー性皮膚炎

一九八八年生まれの男児。一歳で気管支喘息とアトピー性皮膚炎が出ている。我々の所の初診は一九九五年の暮れである。喘息は出現していない。主訴はアトピー性皮膚炎である。副腎皮質ホルモン剤は塗っていない。皮膚病は温まると悪化する。食事から油ものを除くと軽快する。アレルゲンは、ダニ、ペットの毛等である。後述のビタミン療法をしているという。漢方薬は補中益気湯《ほちゅうえつきとう》エキス、黄連解毒湯《おうれんげどくとう》エキス、小柴胡湯《しょうさいことう》エキス、消風散《しょうふうさん》エキス等を処方したが結局、四カ月後から小柴胡湯加黄連《おうれん》・当帰《とうき》・乾地黄《かんじおう》・苦参《くじん》・荊芥《けいがい》という煎じ薬にしてから次第に皮膚はきれいになってきた。漢方薬は二番煎じまで服用させる。二番煎じには、一番煎じでは出なかった成分まで抽出されている可能性がある。漢方薬において、煎じ薬がエキス剤と異なる利点の一つはこの二番煎じが飲める点にある。もちろん、当初のビタミン剤は続けて服用してもらっている。

現在アトピー性皮膚炎と呼ばれている皮膚病は、おそらく有史以前から存在していたであろう。記録としては、ローマ時代のものが最も古いらしい。

アトピー（atopy）という名は、strange disease を意味するギリシア語の atopia からつけられた。はじめにアレルギーの基礎的な発見があり、その分野の研究が進むにつれてアトピーの概念がつくられ、それがこの皮膚病の成り立ちを説明するのに用いられてアトピー性皮膚炎の名称が生まれた。アトピー性皮膚炎のアトピーという名は、アトピー性疾患（気管支喘息やアレルギー性鼻炎）に合併しやすいことから付けられた呼び名である。アトピー性皮膚炎の成り立ちは、即時型アレルギーではないという意味ではアトピー性疾患のそれとは異なる。しかし広い意味では、アレルギー性ということで同類である。

アトピー素因は遺伝する。アトピー素因を持つ子供が、いくつかのアレルギー疾患を次から次へと発症することはよく知られている。このようにアトピー素因を基にいくつかのアレルギー性疾患が次々と現われることをアレルギー行進という。

今、子供三人のうち一人が何らかのアレルギーを持つ時代であるという。また、成人になってから発症する例も非常に多くなってきている。アトピーに対する様々な治療法も、打率一〇割のものはない。我々は、妊娠時からの食事療法と抗酸化物質の摂取を勧めているが、それでも生まれる赤ちゃんからアトピー性皮膚炎が発生するのを一〇〇パーセント防ぐことはできない。食べ物の中からただ単にアレルゲンとなるものを除去するよりも、治療ポイントを巨視的に捉え、幾つもの治療方法を組み合わせることが重要であると我々は考える。

妊娠時からの食事療法は、たとえ母体に今までアトピーの症状が皆無でも行なうべきであると考える。そして出来得る限り母乳で育てる。母乳、とりわけ初乳には、強力な働きをする免疫物質が含まれているからである。初乳を飲ませられず、粉ミルクを与えられた子供にアトピー性皮膚炎が

図12　アトピー性皮膚炎の年齢分布

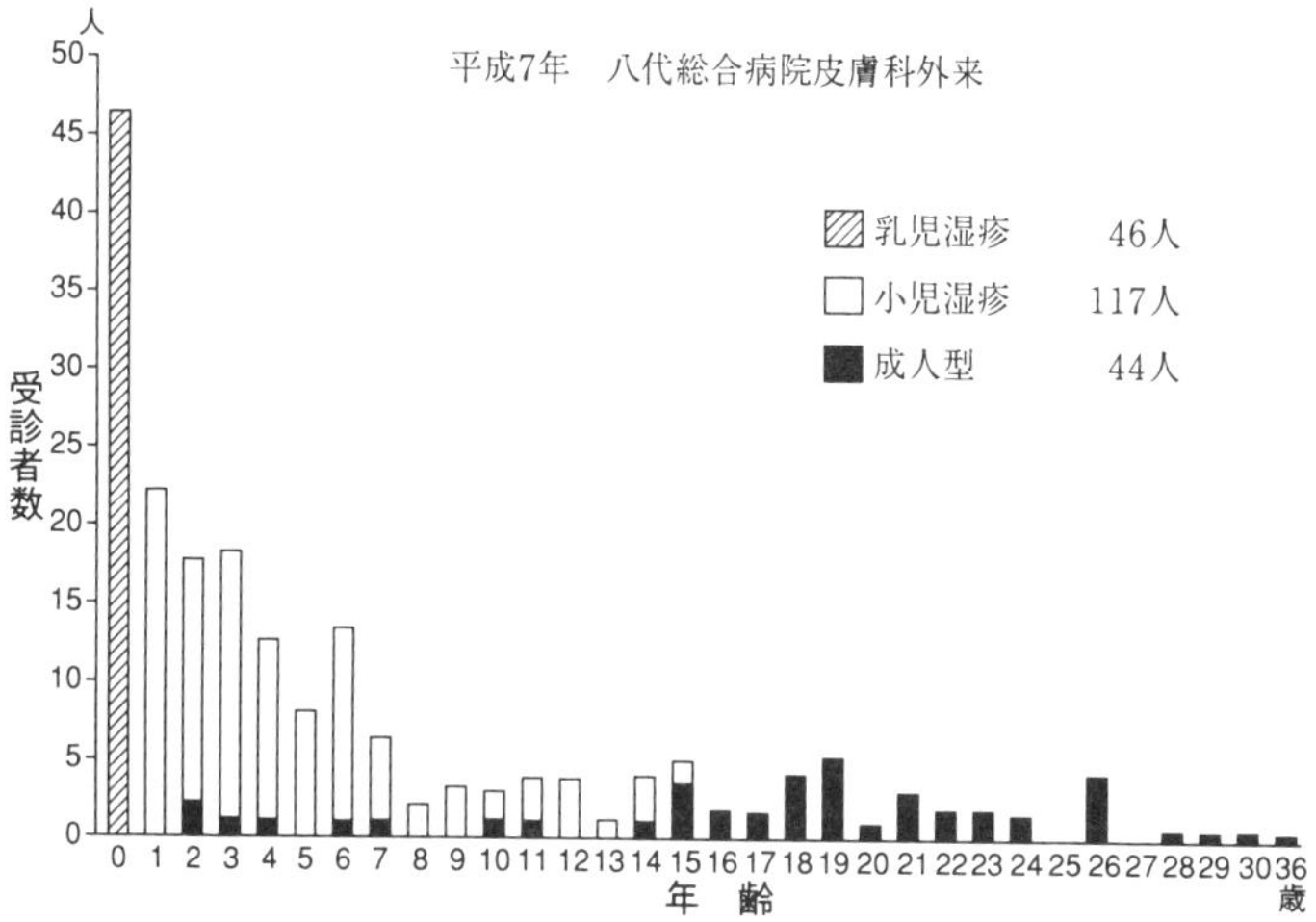

アトピー性皮膚炎は、患者の年齢が上がるにつれ、その出現率は減少していくという。熊本県の八代総合病院皮膚科外来を平成7（1995）年1年間に受診した患者のうち、アトピー性皮膚炎と診断された患者207人を、零歳児の「乳児湿疹」、12歳ごろまでに治る「小児湿疹」、治りにくく20歳以降も症状が続く「成人型」の三種類に分類し、年齢分布などを調べた（図12）。

その結果、乳児湿疹は46人、小児湿疹は117人、成人型は44人、アトピーの患者数は年齢とともに急速に減少し、小児湿疹のほとんどは12歳までになくなっていることがわかった。症状が重くなりがちな成人型も20歳前後のピークを過ぎて減り、30歳代後半は見られなかった。

また10年前に同病院で「成人型」と診断された47人を電話で追跡調査、所在が確認できた36人から回答を得た。

それによれば、3分の2の人々が「治った」「軽快しており困らない」と答えており、「ひどくなった」という回答は一例のみであった。慢性的な疾患と思われるアトピー性皮膚炎も長期的にはほとんど回復していることがわかった。悲観せずに気長に症状をコントロールしていけばよいといわれる。

（林原利男医師、『熊本日々新聞』、1996年11月16日）

発症する例は多い。また、母親の食生活は母乳に直結する。食物に含まれる農薬や食品添加物、これらの化学物質の毒性の複合による相乗作用で生成される合成界面活性剤（乳化剤）やリン酸塩を摂取し続けることで、免疫力は徐々に低下する（福井早智子『母乳育児ＢＯＯＫ』新泉社）。しかし厳格な除去食は、ときに母体を痛め、母乳が出なくなる等の逆効果を引き起こす恐れがあるので、栄養とそのバランスをよく考えなければならない。

そして子供に与える菓子類には、なるべく白砂糖を用いないことが大切である。白砂糖の過剰摂取は肥満の原因になるだけでなく、カルシウムやビタミン類の欠乏をきたし、蛋白質やミネラルの吸収を妨げ、腸内細菌叢《そう》を変化させてしまう。これによって未消化吸収の蛋白質からヒスタミンが作られ、アレルギー反応を起こすことになる。白砂糖の代わりには、ビート糖や純正蜂蜜等が好ましい。

また、乳児・幼児といえども環境その他によって様々なストレスを被ることもあり、それによってアトピーが発症する可能性もある。子供におおいに語りかけ、スキンシップをはかることも重要であろう。そして出来るだけ太陽の下で精一杯遊ばせてやることを心掛けたい。ただし、紫外線の浴び過ぎには注意する必要がある。帽子をかぶせたり、紫外線量の多い夏場の午前一〇時から午後三時にかけての外出を控えさせるなどの心くばりが大切である。

ビタミン剤の服用と食事の改善によって、非常に多くの症例で好成績を上げているという。その治療法とは、ビタミンC、E、ベータカロテン（またはビタミンA）の抗酸化物質や、皮膚のビタミンといわれるビオチンの摂取である。そして油脂、特に炎症の原因となるリノール酸を含む植物性油脂の制限、砂糖、果糖、肉等の制限、煮野菜、酢の物等の多量摂取といった食事療法である。アトピーの抗原となる食品の除去が主流の従来の食事療法とは異なり、患者の血液から高脂血症、糖代謝異常、免疫機能異常が見られることから、この方法が考案された（堂園晴彦・堂園産婦人科医院・鹿児島市上之園町三の一）。

人体が異物を体外に出すには、大きく三つの方法がある。嘔吐、下痢、発汗である。人間の皮膚や頭髪等は弱酸性であるということは近頃よくきかれるようになってきたが、この皮膚等と同じペーハーの弱酸性シャンプー・石鹸が体に非常にいい。アトピー性皮膚炎の場合、症状の現われていない部位をこのシャンプーに浸すと、液が皮膚と同じペーハーであることから、異物が徐々に外へ滲み出して来る。この方法はアトピーのみならず、水銀中毒やヒ素ミルク中毒にも用いられている（橋本行生『病気を治す着眼点』柏樹社、一九八八年）。

数年前、アトピー患者や寝たきり老人のかゆみの解消のために、京都市内の看護婦と薬剤師のグループが、よもぎの煮汁を使った化粧水「パンパロニローション」を考案し、大きな反響を呼んでいる。食事療法等で根治的体質改善を図る一方で、しつこいかゆみと不眠症、それにより起こるストレスを解消する方法としてよもぎは非常に効果があるらしい。よもぎ染めといって、下着や肌着、タオル、枕カバー、シーツ類等をよもぎの煮汁で染める方法がある。よもぎは抗菌作用に優れ、皮膚細胞の活力を増進し、防臭効果を持っている。さらに抗酸化物質として動脈硬化を防ぎ、保温・発汗を促進する。最近のデータでは、虫食い防止、ダニ・ノミ・シラミがつきにくい等防虫効果があることも判明している。寝間着をよもぎ染めすると、芳香療法の面から見ても非常に効果があり、心地よい睡眠が得られるという。

ただ、よもぎと一口に言ってもその種は世界で約二五〇、現在我が国で自生しているものだけでも三〇種を越える。いずれの種にも先に述べたような薬効はあるが、大城氏の経験と研究では、オオヨモギ、カワラヨモギ、ハマヨモギ、ヒメヨモギの四種が群を抜いて効果を発揮するという。さらに氏は、カワラヨモギ清拭が短時間ながら掻痒《そうよう》（痒《かゆ》いところを掻《か》くこと）を沈静させることに着目し、この止痒効果時間を持続させようと試行錯誤の末、アルテクリームを開発した。非常に好評で、一九九四年に厚生省の認可も受けているという（大城築『新よもぎ健康法』農文協、一九九六年）。

アトピー性皮膚炎の温泉療法を提唱している人の考え方はこうである。患者さんには、手足や腰の異常な冷え、顔の異常な火照《ほて》り、全身倦怠感等の自律神経失調症状が多く見られるので、アトピー性皮膚炎は単なる皮膚科の疾患ではない、と考える。アレルギー性の皮膚疾患と考えるよりもむしろ、自損的な悪性の心因性疾患として考えるべきであるという（野口順一「皮膚系疾患の温泉療法」『温泉医学――教育研修会講義録』一九九〇年、日本温泉気候物理医学会編）。自律神経の失調が免疫異常を惹き起こし、アトピー性皮膚炎の主たる原因となる。温泉入浴によって温泉のイオン化した成分が自律神経、とりわけ副交感神経を働かせて自律神経を安定させる。その結果免疫機構が正常化するというのである。それで、①効果的な温泉入浴、②規則正しい生活、③精神的なストレスを取り除く、④適度な運動、を提唱している（羽田周平『アトピー・リポート 再び太陽の下に――ステロイド禍を温泉療法で克服した人々の記録』現代書林、一九九一年）。

枇杷《びわ》の葉を用いる療法がある。二リットル入りの薬缶《やかん》に中ぐらいの枇杷の葉を一二〜一三枚、葉の両面をたわしでよく洗い、二〜三センチの幅に切って入れ、水が半量になるまでゆっくり煎じて濃い汁をとり、それを塗ると良い。枇杷の葉は風呂にも入れて用いる（神谷富雄『ビワの葉療法のすべて』池田書店、一九九五年）。

アトピーの患者さんの中には、治療を医者任せにし、投与されている薬品名（主にステロイド剤）やその副作用を知らずに使用し、非常に辛い経験をされる例が多く見られる。医者を替え、病院を転々とし、また雑誌や書物などに書かれてある治療法を次から次へと試してみたが、自分に合う治療法がなかなか見つからず、精神的な疲労でまいってしまう方も多い。

ステロイド外用剤は内服薬より安全との考えから、その使い方がなおざりにされている。しかし外用薬でも、成人に対し一日数グラムを越えた量を二週間以上連用すると、内服薬と同じ作用をもたらすことが報告されている。ステロイド剤に対してどれだけ耐えられるかということは各人によって異なり、極微量でも副作用が現われる人もいて、規定の安全量の数値を信じ込むことは危険である。特に小児は体重に対して体面積が広く、皮膚も薄いので吸収されやすく、副腎機能の抑制や身長が伸びなくなったりすることが起きる。また、ステロイド剤の副作用に気づき、これを中止することによって起こるリバウンド現象も非常に苦しい。リバウンド現象とは、もともとあった疾病の症状がステロイド投与によりコントロールされていたのに、突然投薬を中止または減量したために、もとの症状が急激に悪化して出ることをいう。

ステロイドはもともと人体の副腎皮質という臓器が、人体をチェックしながら常に必要量を生産しているものである。つまりステロイド剤を投与し続けると、副腎皮質の機能は崩壊してしまうのである。ゆえに患者はまず、ステロイド剤は治療薬ではなく、対症療法であるという認識が必要になる。

〔参考文献〕

橋本行生・有元泉「アトピー性皮膚炎」診療メモ二四三『月刊むすぶ』一九九六年一二月号、ロシナンテ社

4　手足の使い方

太平洋赤道域で、南米から中央部の日付変更線付近にかけての広い範囲で、海面水温が平年度より数度も高くなり、一年程度継続する現象をエルニーニョ現象という。この現象が起きると大規模に大気の流れが変わるため、世界的に旱魃《かんばつ》、洪水、冷夏、暖冬などの異常気象をもたらすとされる。報道によれば一九九七年現在、このエルニーニョ現象が発生中であるという。

稲作をするにあたり、危機管理（Crisis Management）という考え方を導入する。すなわち、夏が寒い場合の対策を講じていく。それはまず、しっかりした苗を作ることから始まる。苗半作、あるいは苗八作といわれる。その年の米の収穫は、すでに植え付けられた苗の性状によって左右されるものであり、その程度は五〇％あるいは八〇％にも達するというのである。線香苗《せんこうなえ》といわれるような細くて小さな稚苗を植えるのではなく、成苗《せいびょう》を植える方が良いのは当然である。しかし、大きく成長した苗では田植え機を使用することが出来ず、手植えによらざるを得ない。それは重労働であった。

一九九七年五月四日、水を張った田圃《たんぼ》に苗代《なわしろ》を作り、籾《もみ》を播種する。五月三一日に苗代から苗を取り田植えを始め、六月一一日に終了した。私は専業農家ではなく余暇に作業をするのだから、仕事がはかどらないのは致し方ない。

身長二〇センチほどの成苗は自分の身長ほどの長い根を持っている。一カ所に苗を一本ずつ、株と株の間を三五センチあける。このように株間を十分あけると、一本の稲は五〇本ぐらいに分蘖《ぶんけつ》する旺盛な生命力を有している。前年の観察によれば、しかも無効分蘖《むこうぶんけつ》はほとんど認められなかった。これも前年の観察によれば、ウンカは稲が密植された田圃の中央部にのみ繁殖した。稲を密植せず株間を十分あけると田圃のどの部分でも風通しが良くなり、風を嫌うウンカ等の害虫が寄り付かないと考えられる。

ほとんど独力で一反歩強の面積に苗を植え付けるのに足掛け一〇日以上もかかった。重労働であったが、腰痛も肩凝りも起こらなかった。苗を取ったり苗を植えたりするのは右手でするが、左足を少し前に出して動作することで、常に体の重心の位置を右に偏《かたよ》らないようにしたからであると思われる。それでも流石《さすが》に作業が終わりに近づくにつれ、左肩の筋肉が疼《うず》くようになった。作業を休んでも再開すれば同じことである。体の歪みを直す操体法の、立位で右足に重心を移動させ左側屈をする動作を田圃の中で数回繰り返すと、その場で痛みは楽になった。ものの三〇秒もかからない。

私の体の場合いつでも、一日の仕事が終わった後や、ある作業をした後に、左側屈の体操をすることで体が楽になる。この傾向に変わりはない。つまり体の歪み方が決まっているのであろう。右側屈をすることで腰背部に違和感があるが、左側屈はスムーズにできる。操体法の原理で、違和感がある方向の動作を避けて、なんともない方向か気持ちが良い方向の動作をすると歪みが直り、体が楽になるのである。

二本足で立つ人間は体の重心を、体の中心線上に置いて生活することが大切である。しかし重心は、右利きの人なら右側に偏りやすい。従って右足よりも左足を少し前に出したうえで右手を使うと、体の重心は、体の中心線に近づく。

立って歩く人間の人体構造上の最大の弱点は、左右の仙腸関節である（図13参照）。それは、関節の接点が上下に合わさる面ではなく、上下に続く線だからである。動作の度に体重を右足にかけ続けていると、右の仙腸関節は上にずれる。そのために右の下肢長は左より短く見える。右半身が短縮することで、種々の障害が発生する。

すなわち腰から頸に至る脊柱に弯曲が生じるから、腰痛、背痛、頸痛、頭痛、肩凝り等々から、種々の内臓の機能障害も起こり得る。筋肉骨格系の歪みによる障害は、歪みを直さなければ治らない。歪みによる障害は薬物療法では治せないのは理の当然であるが、製薬資本によって支配されている現在の健康保険制度に基づく日本の医療のシステムには、この人体構造上の歪みを認識してそれを直すという大切な医学の導入は困難である。

図13　ヒトの骨盤
（斜めに見たところ）

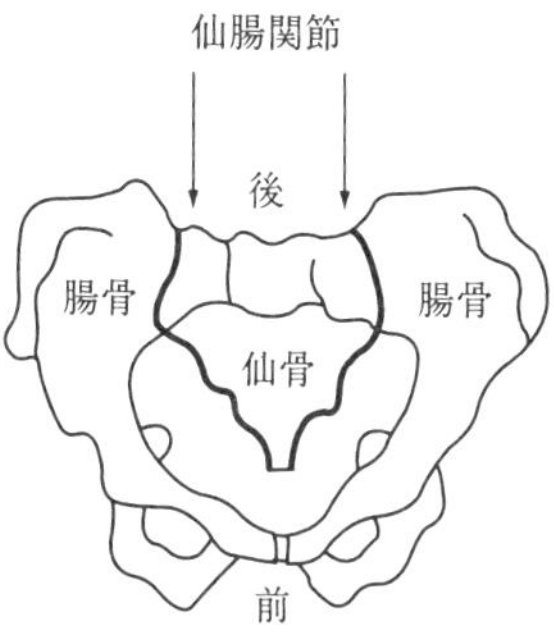

体のいちばん基礎になっているのは足である。足の踏みつけが正しければ全体の構造は保たれるが、土台が狂ってくると全体の平均が破れてくる。足心（土踏まずの前の方、親指の付け根のちょっと内側の押すとへこむところ）を

いつも踏みつけてふんばり、または歩くように意識する。いつの間にか忘れるが、また思い出して意識するようにする。

靴の底は平らにへることが望ましいが、たいていの人は足の裏は外側の後方に力がかかっていて、靴のかかとの外側がへっていることが多い。重い物を持ったり、力仕事をしたりするときは、爪先を内側に向けるような気持ちでしっかり足心を踏み、腰を落とせば効率が大きく疲れにくい。

重心のかけ方にも法則がある。物を拾うときには、拾う手と反対の方の足を前に出して動作する。学校の先生であれば、チョークを持つ右手と反対の左足を前に出し、台所で包丁を使うときにも同様に左足を前に出すようにすると体が歪まないので疲れにくい。

重心移動の法則を整理すると、次のようになる。

㈠ 体を側方に曲げるときは、曲げる方向と反対側の足に重心をかける。
㈡ 手を上方に伸ばすときは、その手と同側の足に重心をもっていく。
㈢ 前後に倒すときは、倒す方向の逆に重心をもっていく。前に倒すときは尻を後ろに出し、後ろに倒すときは腰を前に出す。
㈣ 体をひねったときも、伸ばすときと同様にひねった側の足に重心をかける。

上半身の場合、手の力仕事をするときに、肩をいからして親指を内側に向けてやると肩をこわしやすく、肩凝りの原因にもなる。肘を体に付けるようにして、小指に力を入れるように意識してやると力が出る。相撲の解説で、脇が甘いとよく言うが、これは手の小指に力が入らず相手につけこまれる格好になるからではないだろうか。

これらは操体法の創始者、故橋本敬三先生によって教えられた貴重な法則である。

〔参考文献〕

橋本敬三『万病を治せる妙療法』農文協、一九七七年初版

5　呼吸法の効用
――呼吸法でピンチをのりきる

第一例・狭心症の応急処置に呼吸法

熊本と大阪の間を定期的に往復するようになって三年目の、一九九三年九月一九日の新幹線ひかり号の車中の出来事である。

新大阪駅から乗車してしばらくしたら車内放送で、急病人が出たので医師がいたら五号車に来てほしいという。私が五号車に行くともう一人の医師がすでに来ていて通路に立っており、車掌がいない。医師は、私にどうぞと言う。見ると車掌室の長椅子に女性が一人横になっている。青白い顔色で暗い表情である。私は彼女の横に腰をおろして脈をとった。

手のひらは汗ばんで冷たい。不整脈ではない。一分間一〇〇以上ある頻脈である。脈拍は力強くショックではない。自分は狭心症であると彼女が言う。電車に乗ってから狭心症の発作（胸痛）が起こったという。それで常備の薬を飲んだところである。薬の名前は、フランドル（硝酸イソソルビド・冠動脈拡張剤）とセルシン（抗不安薬）である。

患者の不安な精神状態を改善するために私は、ずっと手をにぎり脈をとりつづける。そして深く息を吐くことをすすめる。膝を立てさせ、一、二と掛け声をかけて深く息を吐く呼吸をさせる。吐ききると吸気は自然に入ってくる。この呼吸をすると、脈拍を減らし気持ちを落ち着かせる効果がある。

最近、病院で冠動脈造影の検査をしてもらったという。冠動脈の狭窄はなく、冠動脈の一時的な痙攣《けいれん》によって狭心症が発生するのであろうという診断であった。フランドルがよく効く。四国の母親が亡くなったので急いで帰省するところである。母を喪《うしな》って動転しているために狭心症の発作が起こったのであるということが、患者自身にもわかっていた。

そういうことであれば、やがてフランドルが効いてくるだろうし、次の停車駅で救急病院へ運びこむ必要はないであろうと思われた。対話しながら呼吸法をさせているうちに、脈拍数は九〇から七〇台へと減ってきた。大分楽になってきたと本人も言う。私の名刺をぜひ下さいと言う。私は名乗らず名刺も渡さなかった。

彼女はできれば、早く目的地の郷里へ帰りたいと言う。当然である。私は車掌氏を呼んで、次の岡山駅では担架に乗せて運び出し、駅の静養室でしばらく安静にさせれば、それで良いだろう、救急車に乗せて病院へ連れていく必要はないであろうと伝えた。四国行きの乗り換えの指定席の切符の変更は、駅員の方でやってくれることも確認した。走行中の電車からすべては電話で岡山駅に伝えられたようである。

岡山駅に着いたら、担架を持ったスタッフと看護婦らしき白衣の女性が待っており、患者は無事に下車していった。私は自分の座席へ戻っていった。

第二例・パニック発作の自己管理に呼吸法

一九六〇年生まれの男性。大学受験を前にした一七歳のときより、呼吸困難と頻脈をともなうパニック発作を起こすようになった。当時はまだパニック発作という病名は使われておらず、自律神経失調症として精神安定剤や、頻脈を抑えるβブロッカーなどが処方されていた。薬に頼る生活をしているうちに症状は悪化し、外出もままならない程になってきた。

本人の意志で、雑誌で知った一日一食の玄米菜食で運動をさせるという病院に入院し、薬なしで動き回れるまでに回復したが、退院後やがて栄養失調状態になってきたのか、髪の毛が激しく抜けだした。これではいけないと思い一日二食としたが、異常食欲のために餓鬼のようになり、食べ過ぎて胃アトニーになってしまった。体重は玄米菜食開始時より一〇キロ減って、四〇キロを割ってしまう。玄米菜食は断念して普通食にもどし、胃腸科の医院に通って胃下垂用のベルトを装着し薬を飲みながら体力は徐々に回復したが、ときどきパニック発作を起こす状態に戻っていた。

我々のところの初診は一九八二年。胃腸を丈夫にするための漢方エキス剤に加えて、腹式丹田呼吸法の習得を勧めた。

その後定期的に行なわれている講習会に数回通い、また自宅での毎日の実習につとめた結果、知らず知らずのうちに頻脈の発作が防げていることに気が付いた。呼吸法の実習を行なった後は、非常に気分がよいと言う。その後も発作を起こしそうなことは時々あったが、その都度《つど》呼吸法によってなんとか切り抜けることができるようになって現在に至っている。

＊丹田呼吸法については、次の資料参照
村木弘昌『丹田呼吸健康法』創元社、一九八四年
佐藤道平『丹田呼吸法の実際』創元社、一九八六年

呼吸法の多面性

診察室で緊張のあまり血圧が上昇している人（いわゆる白衣高血圧）や本態性高血圧の患者さんたちの中には、深呼吸をしてもらうとその場で収縮期血圧が多少なりとも下がる例が多い。人によっては拡張期血圧も下がり得る。これ等の場合は、交感神経系が緊張状態（血圧が上がる）にあったものが、深呼吸の結果、迷走神経反射による副交感神経の緊張により、両者の拮抗関係の変化によって血圧が正常化するものと考えられる。

一方、診察室でこれも過度の緊張状態にある神経質な人に、採血のために静脈に針を刺入するとショック（神経原性ショック）に陥ることがある。この場合は患者さんを意識があるうちに直ちにベットに寝かせ、仰向けで膝を立てたまま深い呼吸をゆっくりと反復してもらう。間もなく血圧が上昇し、ショックから脱することが出来る。

神経原性ショックは、検査を受けることに恐怖心を持っている患者さんに無理に、各種のレントゲン検査や内視鏡検査を実施する場合にも起こることがある。元来虚弱な体質の人で血圧も低く、その日は検査のために朝食を食べず、場合によっては水分も飲まずに遠路はるばるやって来て、長

い待ち時間を不安な気持ちで待ち続ける。こういう条件も、神経原性ショックが起こりやすい基になる。

これ等の神経原性ショックは、迷走神経が過度の緊張状態になった場合（ワゴトニー・vagotony)であり、呼吸法によりワゴトニーが解消される。なお、副交感神経系と拮抗関係にある交感神経系の、緊張低下によって血管拡張と徐脈が起こっている脊椎麻酔や脊髄損傷による神経原性ショックの場合は、単なる呼吸法の埒外《らちがい》である。しかし患者に意識があれば、患者自身の自衛策としての呼吸法は有り得ると思われる。

このように同じ呼吸でありながら呼吸法は、血圧が異常に高ければ下げ、異常に低くなっていればそれを上げるというように、自律神経系による合目的な調節をする作用がある。また呼吸法は、心拍数と心収縮力の増減および血管平滑筋の収縮と弛緩等による血圧の調節のみならず、精神の安定をはじめ自律神経系が支配する各臓器の働きに対しても意志的に影響を与えることが出来る。

呼吸をめぐる生理学は単純ではなく、本論では触れなかったがガス交換をめぐる生理化学や、肺の持つ免疫学的な働きなど、深くかつ広汎な働きを呼吸する肺は持っている。

呼吸筋

肺はゴム袋のようなもので、それ自体の運動能力はなく、胸廓が呼吸運動によって広くなったり、狭められたりするときに、受動的に広がったり、しぼんだりする。

胸廓を広げる筋肉を吸息筋といい、主なものは外肋間筋と横隔膜である。一般には前者による吸息を胸式呼吸といい、後者による吸息を腹式呼吸という。外肋間筋が収縮すると胸廓は左右前後に広げられ、横隔膜が収縮して下方に下がり扁平になることによって、胸廓の容積は増し胸腔内は陰圧になる。そこで肺は受け身的に膨らむ（吸気）。

吸息するために収縮したこれ等の筋肉の、弛緩によって胸廓はひとりでに原形に復し、また肺も自己の弾性によってしぼむ（呼気）。

この無意識呼吸は、延髄等の呼吸中枢による自律神経系（迷走神経）の反射によって行なわれている。反射とは、知覚刺激により求心性のインパルスが求心路を通って中枢に至り、そこでインパルスがシナプスを経て反転し、遠心路を通って筋肉を収縮させたり弛緩させたりする効果をあらわすことをいう。反射は意志などの精神作用と直接関係がない。体性神経系と同じように自律神経系にも反射がある。

呼吸筋群の収縮を直接支配しているのは、意志で自由になる体性神経であるから、意志によって呼吸筋群を収縮させ、意識的に呼吸することも出来る。それは主として副交感神経（迷走神経）の働きをつよくさせ、血圧の降下や精神の安定をもたらす。

丹田腹式呼吸というのは、意識的に腹部に力を入れて息を吐くものである。意識して腹直筋をはじめとする腹筋群や内肋間筋を収縮させて息を吐き、その反動で吸う息は自然に入るに任せるものであるから、逆式腹式呼吸といわれる。

第四章　明日のためにすることは何か——危機管理の思想

1　医療における危険について

医師の正当業務行為

本来、医療行為には、人権を無視するような、公序良俗に反するような行為が敢行されるが、それ等は「正当業務行為」として見做《みな》されている。患者さんを裸にして、身体各所を触り、注射等で痛い目にあわせたりすること等は、正当な業務行為として合法であるとされている。

また「許された危険」といって、航空機・船舶・電車等の交通運輸業務と同様に、正当業務遂行上においてある程度の危険性は必然的に随伴するものとして、相応の合法が認められている。

医療における医師側の危険性というのは、異なった事情、病気、病態を持った患者を次々と相手にしなければならないという複雑さによっても深刻である。医師が自分は危険な仕事に従事しているのだという緊張感を、四六時中持ち続けるのも大変なことである。また日常、軽症患者ばかりを相手に診療をしていればこの緊張感を維持することは不可能に近い。そしてその隙《すき》を衝いて誤診・誤治療が発生する。

医師が緊張感を持つというのは、仕事に対して深い関心と強い責任感を抱いているということである。また医師は、直観が鋭く、向上心が強く、困難な情況を切り抜ける強い意志に基づく使命感を持っていなければならない。これは容易なことではなく、医師とは大変な職業である。人が医師となるには適性があり、それなりの精神的訓練が必要であると思われる。大学医学部入学試験の、現在の偏差値第一主義は明らかに誤っており、社会的にこれは将来の大いなる悔恨の元となるであろう。

業務上過失致死傷

医師は科学者であっても神ではないから、診断と治療とに誤診と誤治療はある。しかし誤診と誤治療の中にも、許される誤診と許すことのできない誤診と誤治療がある。医師の軽率と無知とによって起こされた誤診や誤治療は、法律的に許されていない。医師の業務上必要な注意とは、一般医療水準の医師としての注意義務である。医学は日々進歩するが、それにより高まっていく一般水準に医師が追い付けず過失が発生したとしても、それは法的には許されない（一九六四年一一月一一日、静岡地裁、業務上過失致死判決）。

人命を預かる医師としては、常に一般的医療の水準に追い付いていく義務がある。これが医師の「業務上必要な注意」であるとされる。

もし現在の医学の一般水準に照らして、備えるべき必要な知識と技能を欠くために犯した誤診・誤治療であれば、それは法的には許されない。

刑法二一一条業務上過失致死傷罪の構成要件は、①「業務上必要な注意」を怠ったこと、②人を死傷せしめたこと、③過失行為と死傷との間に因果関係があること、の三点である。

刑事事件は本来、個人責任の追及が為されるものであるが医療行為の特殊性より、看護婦が犯した医療過誤の指揮監督の責任を、医師が問われる場合がある。吸引器の操作を誤った看護婦とともに上司の医師も刑事責任を問われた、一九七二年の「千葉大採血ミス献血者死亡事件」は有名である。

業務上過失致死罪が適用された事件の例を表9に示す（『大阪府医師会報』二六一号、一九九二年七月、二〇頁）。いずれも、恐るべき初歩的なミスであるが、人は精神の緊張を欠けばこのような初歩的なミスを犯すのだということを肝に銘じなければならない。組織体ではこのようなミスの発生を防ぐための、複数のスタッフがチェックするシステムが存在しなければならない。それでも最終的には、個人の意識の問題であることに間違いない。

第一例・不可抗力の事故

一九四六年生まれの男性。肺ガンである。

一九八五年、右下葉の切除。腫瘍の大きさは五×二・五×二cm。一九九一年、右上中葉に再発、一九九二年にそれを切除。一九九四年九月、左中肺野に再発。医師と患者の合意により、もう手術はしないことにした。私の所で免疫療法が始められたけれども、病像は増大し、一九九六年になると肺尖背部胸膜面とその他にも新たな病像が出現してきた。

その道の専門家K医師に依頼し、大腿動脈から挿入されたカテーテルによる油性制ガン剤の局所

表9 医療における業務上過失致死傷罪の例

事案概要	刑事罰	行政処分	民事賠償
① 16歳少女：妊娠7月の妊婦。約3月半前に中絶施行。前回の中絶の不全で妊娠継続を誤診し再妊娠と考え中絶施行→胎盤鉗子で穿孔。胎児摘出に気をとられ妊婦失血死。	禁錮1年2月（執行猶予3年）	6カ月医業停止処分	示談5760万円
② 80歳女：自宅階段より転落。頭部打撲等で緊急入院。高度貧血等全身状態悪化→輸血→O型にA型を異型輸血3パック→死亡。	罰金20万円	1カ月医業停止処分	裁判和解1250万円
③ 39歳女：胃癌→胃全摘術後施行時にペアン止血鉗子遺残→7月後他院で発見→摘出して1月半後死亡。	罰金10万円	1カ月医業停止処分	高額賠償で示談
④ 57歳男：左腎臓腫瘍等で手術施行時XP写真表裏誤認。健側の右腎摘出→その後肺炎で死亡。	禁錮8月（執行猶予2年）	1カ月医業停止処分	示談6000万円

療法が試みられた。治療操作そのものは無事に終わった。血管造影法の型の如く、その夜は動脈穿刺部位の圧迫止血のために穿刺された側の下肢は動かさないように固定される。翌朝、固定がはずされて起床したところで異変が起きた。肺塞栓（肺血栓・肺梗塞）の発生であった。

精力的に血栓溶解療法、抗凝固剤療法が行なわれ一旦は蘇生せしめたものの、不幸にも救命することはできなかった。遺体の病理解剖により、診断は確かめられた。

肺塞栓は、静脈系に発生した塞栓子（血栓等）が遊離して肺動脈を閉塞することにより発症する。ほとんどが下肢の深部静脈血栓である。最近では所謂《いわゆる》航空便のエコノミークラス症候群をはじめ、腹部外科手術後、大腿骨骨折及びその手術後、カテーテル検査後、長期臥床後、悪性腫瘍の患者等々での発生頻度が増加している。なお経口避妊薬が、静脈血栓と肺塞栓を起こす誘因になることがわかっている。

大きな血栓が肺動脈にひっかかり、肺血流量の減少を来せば、循環虚脱や急性肺性心を引き起こす。これは緊急事態であり、急性心筋梗塞との鑑別は困難とされる。急性の肺塞栓を診断できるかどうかは、医師がその患者に肺塞栓形成の因子の存在を考慮することができるか否かにかかっている。診断が正確でなければ救命することは不可能であり、診断できたとしてもこの症例のように救命できないこともある。

第二例・インフォームド・コンセントのむずかしさ

一九五四年生まれの男性。

一九九五年二月、腹が張ってさかんに腸がぐるぐる動く、大便が十分に出ない、腹がしぶるように痛い、微熱がある等々の訴えで来診される。一九九一年にA病院で胃ガンのため、胃の五分の四を切除されている。A病院には行きたくないので、私の所に来たという。彼はA病院へはほとんど行っていないのであった。

私はこれを直ちに、術後胃ガンの腹腔内播種等によるイレウス（腸狭窄乃至は腸閉塞）であると見抜くことができず、まず腸の感染症を疑った。

私はこの人をまず、B病院内科に入院させることにした。B病院入院後に、この人の奥さんから不安を訴える電話があり、彼の病状が良くならず悪化していることを知って愕然とした。担当医からは、種々検査をしているが腸炎としては診断がつかない、高熱が続き腹水が溜まってきていることを等を私は知らされた。そこでは外科医の協力が必要な大腸の画像診断は、後回しになっていた。

Ｂ病院には外科はなかった。

四年前にこの人の胃ガンの手術をしているＡ病院の外科に、私はファックスで患者さんの受け入れを依頼した。Ｂ病院入院後一〇日目であった。患者さんはその日のうちにＡ病院外科へ転院した。Ａ病院では諸検査の結果、「イレウス管造影により横行結腸とＳ字状結腸の二箇所に狭窄（閉塞）があることがわかり、ガン性腹膜炎によると思われる。大腸の壁外性狭窄である。一九九一年の胃切除時の壁深達度はSe（漿膜面にガンが露出）であったから、ガンの局所再発、腹膜播種による大腸の狭窄の可能性が大きいと考えられる」、という診断であった。

しかし、カンジダ腸炎や腹膜炎によるものか四〇度近くの高熱が持続した。手術の段取りを待つうちに患者さんの容体は急速に悪化してエンドトキシンショックになり、Ａ病院入院九日目に亡くなられた。

主として医師側の訴訟対策のものとしてインフォームド・コンセント（Informed Consent 医師の説明義務と患者の同意）の重要性が説かれている。本症例では手術後、何故か、Ａ病院とのつながりを本人が断っていたことにも問題がある。彼は手術して病気が治ったのだと取り違いをしていたのかもしれない。しかし手術が終わったあと今後の見通しとして、本症例であれば「あなたは第Ⅲ期の胃ガンであった、再発の可能性が高い」というような情報を医師が患者に伝えることは実際は必ずしも容易ではない。

もしその告知が可能であるとすれば、一つには医師が免疫療法という再発防止の対策、すなわち希望を示すことができる場合であると思われる。だが、免疫療法に熱心な医師は未だ極めて少ない。

また患者側には、己れにとって厳しい情報であっても甘受できる受け入れ態勢、すなわち確固とした人生観があるかどうかが問題である。

医師は、患者に言えなければ家族に言うことができる。家族もまた進んで正確な情報を医師に要求する姿勢が必要である。而して患者と家族は一体となって生活の中に免疫療法を実践し、ガンの再発防止を防ぐ努力をするみちがある。

第三例・医師の専門分化と視野の狭小

一九六二年生まれの主婦。一九九四年初頭、左側腹部にしこりを認め、生理不順もあったためK医科大付属病院婦人科を受診する。間延びした通院の間、腹部のCT検査、MRI（核磁気共鳴）に至る医療機器による検査が繰り返されたが結局、診断は得られなかった。その婦人科医は患者さんを他科に紹介することもしなかった。

半年の婦人科通院の空白の後、患者さんは自分の意志でK医科大を去りT病院外科を受診し、そこで下行結腸ガンと診断された。未分化ガンで側腹腹膜にまでガンは浸潤しており、結腸と腹膜の切除が行なわれた。その時は、肝臓へのガンの転移は肉眼的には認められなかったが、私の所で免疫療法をしながら三年後、腫瘍マーカーの高値、超音波エコー検査、造影CT等で転移性肝臓ガンが認められた。この転移性肝臓ガンは、油性制ガン剤動注療法によって治療したが腫瘍を消滅せしめることはできなかった。

腹膜に浸潤し腹壁から腫瘤として触れることのできる大腸の進行ガンの存在が、同じ腹部を見ていながらそれとわからなかった婦人科医は、視野の狭い婦人科の専門家だったのであろう。この種の誤診が起きる危険性は、今後益々増えるものと思われる。医師たちの診断はあまりにも、機器や検査結果にのみ頼り過ぎる。

婦人科、外科、内科さらに各科内における細分化は人為的な分化であるが、生きた人間の体は細分化されることなく全体として一つである。人間の病気の治療は、必ずしも各臓器に分解してできるものではない。

すでに着手されている旧制帝大系の医学部の、臓器別の専門分野に基づく科の再編成と、患者の大病院志向と相俟《あいま》って、専門化された医師たちの視野の狭小化による弊害が今後益々ひどくなることを恐れるものである。

2 治らない手のかかる患者も退院させられる
――短期間では退院できない重症患者の病床数が減らされていく

九二歳の男性。六年前に内視鏡で盲腸の大腸ポリープを摘出したが、事後の病理組織検査の結果でポリープがガン化していることがわかった。ガンは局在性であり、ポリープの根元や周囲は正常なので腸切除の必要はなかろうといわれ、そのまま放置して今日に至る。一九九七年の町の検診で大便の潜血反応が陽性に出たというので、大腸ファイバースコピーをやってもらい、盲腸ガンの存在が確認された。非常にお元気でありなお長生きが期待できると思われたので、本人は嫌がったが私は大腸の切除手術をすすめた。

大腸の検査は一般に体力を消耗させるものであるが、この方は大丈夫であった。手術の結果、高分化腺ガンは局所だけにとどまっており、転移していなかった。隆起性のガンは、かつて内視鏡手術をした所と同一の箇所と思われる所にあった。入院日数二八日で退院した。その後も元気で畑仕事をしておられる。

このように体力があり早く治る見込みのある病人の入院治療は、人口比に対するベッド数が十分に存在している都市では老人で有る無しにかかわらず、まだ公的医療保険によって受け付けられる。

図14　公的医療保険の診療報酬区分

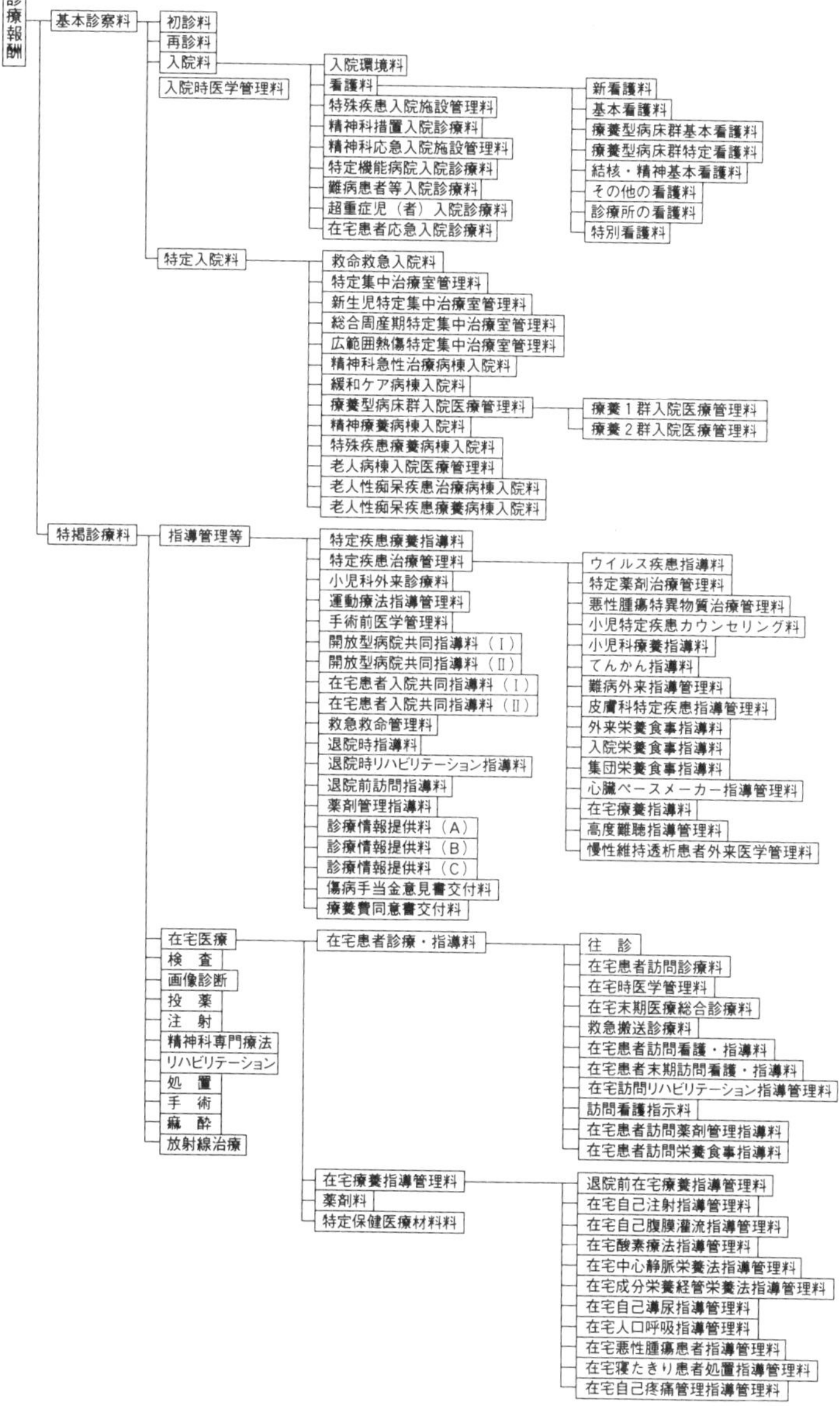

診療報酬
基本診察料
初診料
再診料
入院料
入院時医学管理料
入院環境料
看護料
特殊疾患入院施設管理料
精神科措置入院診療料
精神科応急入院施設管理料
特定機能病院入院診療料
難病患者等入院診療料
超重症児（者）入院診療料
在宅患者応急入院診療料
新看護料
基本看護料
療養型病床群基本看護料
療養型病床群特定看護料
結核・精神基本看護料
その他の看護料
診療所の看護料
特別看護料
特定入院料
救命救急入院料
特定集中治療室管理料
新生児特定集中治療室管理料
総合周産期特定集中治療室管理料
広範囲熱傷特定集中治療室管理料
精神科急性治療病棟入院料
緩和ケア病棟入院料
療養型病床群入院医療管理料
精神療養病棟入院料
特殊疾患療養病棟入院料
老人病棟入院医療管理料
老人性痴呆疾患治療病棟入院料
老人性痴呆疾患療養病棟入院料
療養1群入院医療管理料
療養2群入院医療管理料
特掲診療料
指導管理等
特定疾患療養指導料
特定疾患治療管理料
小児科外来診療料
運動療法指導管理料
手術前医学管理料
開放型病院共同指導料（Ⅰ）
開放型病院共同指導料（Ⅱ）
在宅患者入院共同指導料（Ⅰ）
在宅患者入院共同指導料（Ⅱ）
救急救命管理料
退院時指導料
退院時リハビリテーション指導料
退院前訪問指導料
薬剤管理指導料
診療情報提供料（A）
診療情報提供料（B）
診療情報提供料（C）
傷病手当金意見書交付料
療養費同意書交付料
ウイルス疾患指導料
特定薬剤治療管理料
悪性腫瘍特異物質治療管理料
小児特定疾患カウンセリング料
小児科療養指導料
てんかん指導料
難病外来指導管理料
皮膚科特定疾患指導管理料
外来栄養食事指導料
入院栄養食事指導料
集団栄養食事指導料
心臓ペースメーカー指導管理料
在宅療養指導料
高度難聴指導管理料
慢性維持透析患者外来医学管理料
在宅医療
検　査
画像診断
投　薬
注　射
精神科専門療法
リハビリテーション
処　置
手　術
麻　酔
放射線治療
在宅患者診療・指導料
往　診
在宅患者訪問診療料
在宅時医学管理料
在宅末期医療総合診療料
救急搬送診療料
在宅患者訪問看護・指導料
在宅患者末期訪問看護・指導料
在宅訪問リハビリテーション指導管理料
訪問看護指示料
在宅患者訪問薬剤管理指導料
在宅患者訪問栄養食事指導料
在宅療養指導管理料
薬剤料
特定保健医療材料料
退院前在宅療養指導管理料
在宅自己注射指導管理料
在宅自己腹膜灌流指導管理料
在宅酸素療法指導管理料
在宅中心静脈栄養法指導管理料
在宅成分栄養経管栄養法指導管理料
在宅自己導尿指導管理料
在宅人口呼吸指導管理料
在宅悪性腫瘍患者指導管理料
在宅寝たきり患者処置指導管理料
在宅自己疼痛管理指導管理料

しかし今後は難しくなるであろう。一方、すでに一般病棟のベッドの数が十分でない大都市では、入院を希望すると公的医療保険以外にかなりの金額の自己負担を要求される場合があると聞く。

四年前、治る見込みのないカニューレ抜去困難症を持ち度々《たびたび》肺炎になる私の母が、脳梗塞になった。入院先を探したが、受け入れてくれる所で納得のいく病院は私が医師であっても容易には見つからなかった。現在では、このような症例の入院はさらに一層困難となっている。

いま日本のみならず世界中で国家のシステムの解体と再編が進行中であるが、日本の公的医療保険のシステムの変化を考える場合もその一環であると認識しなければならない。

日本の全病床数は減少しつつあり、しかもその内訳けは、手のかかる重症患者用の病床が手のかからない軽症患者用の病床、すなわち療養型に振り変えられている。以下この現実を、図表を用いて御説明してみたい。

医師あるいは法人が受け取る公的健康保険による料金、すなわち診療報酬の名目は、図14の如くである。

図14の中で、厚生省の思惑が最も色濃く反映されているのが入院時医学管理料である。名称はともかく、これはいわばホテルにおける素泊まり料金のようなものと理解される。図15（全国保険医団体連合会『月刊保団連』臨時増刊号、特集点数表改訂のポイント、一九九八年四月）の如く、この料金は逓減制《ていげんせい》になっている。

縦軸の点数は一点が一〇円である。この入院時医学管理料は最初は高く、やがて安くなっていく。いつまで入院していてもこの料金が一定であったのは、過去のことである。

図15 入院時医学管理料の比較（一般病棟）

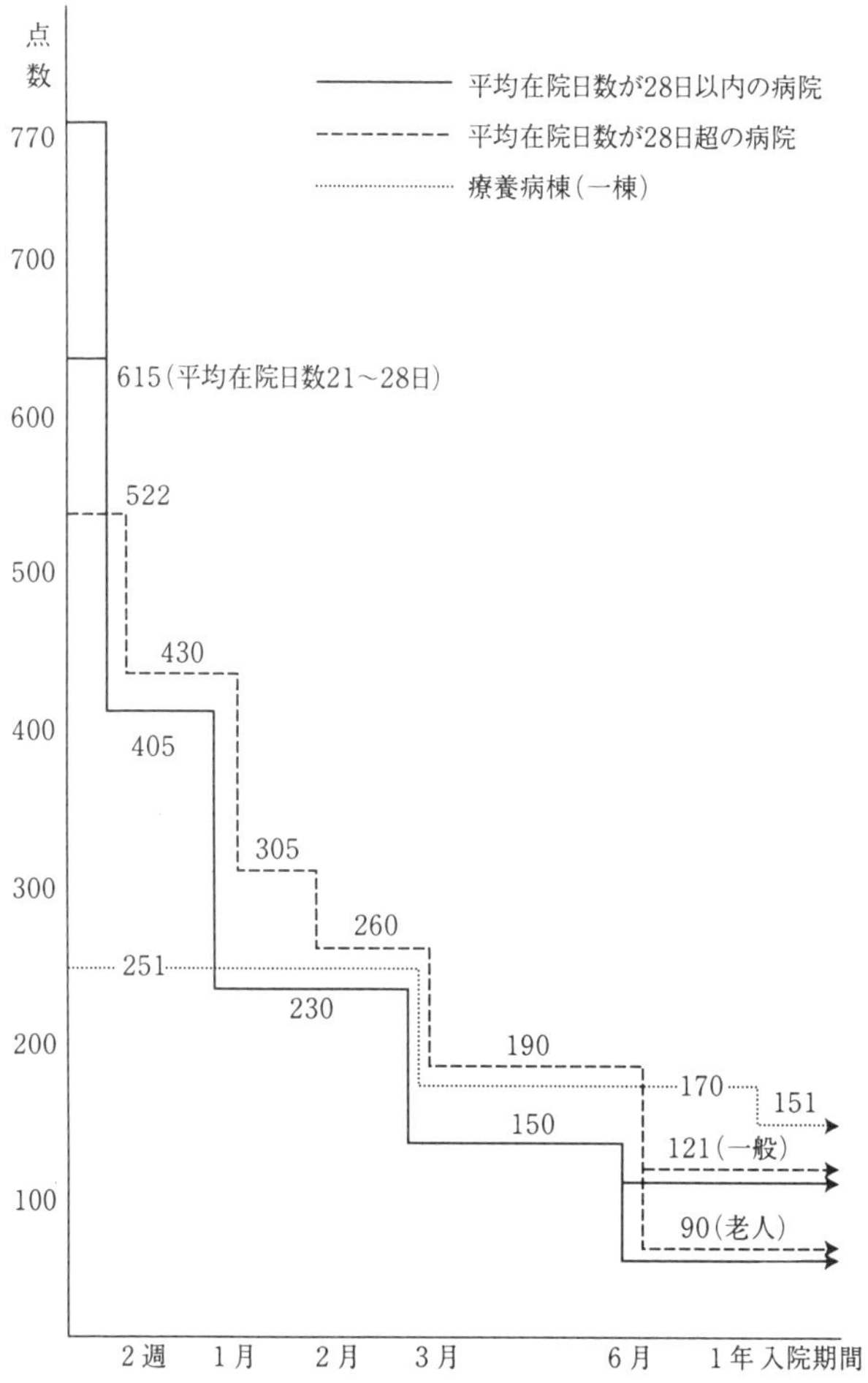

図16　老人保健施設の概要（平成10年6月分概数）

平成10年9月18日

・6月末の老人保健施設数は、2,110施設で前月に比べ19施設増加。
・入所定員は、184,354人で前月に比べ1,654人増加し,1施設当たり約87.4人となっている。

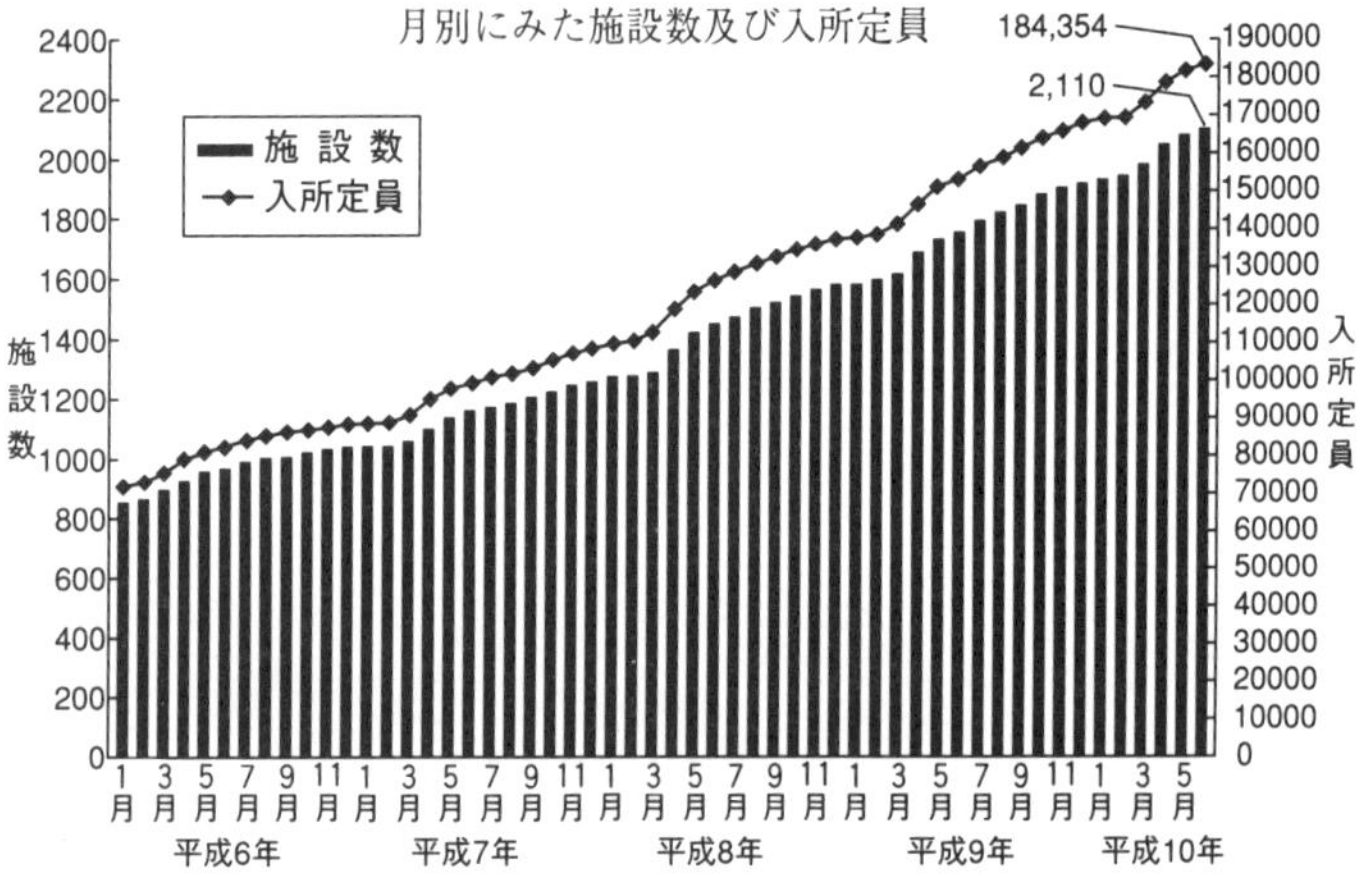

この逓減性の傾斜には病棟により差が付けられており、急であるものと緩やかなものと幾種類もある。入院患者の平均入院日数が短い病棟ほど最初の料金は高く、それが長い病棟ほど低く設定されている。平均入院日数二〇日以内で紹介率（他の病院・医院から紹介されて入院する患者の割合）三〇％以上の所が七七〇点で最も高額である。

しかし、入院時医学管理料が低く設定されている療養病棟や老人病棟は検査・投薬・注射等が定額料金というかたちで、医療機関側にはある意味では保障がなされている。もちろんこの定額料金は高額ではない。料金が定額であると、極端に言えば何もしないほど医療機関側の持ち出しは少なくなるから、当然軽症患者しか入院させないことになる。またそ

表10　病床の種類別にみた病床数（各年10月1日現在）

	病床数				対平成8年		構成割合（%）	
	平成6年('94)	平成7年('95)	平成8年('96)	平成9年('97)	増減数	増減率（%）	平成8年('96)	平成9年('97)
総数	1,939,538	1,929,397	1,911,595	1,900,734	△10,861	△0.6	—	—
病院	1,677,041	1,669,951	1,664,629	1,660,784	△3,845	△0.2	100.0	100.0
精神病床	362,847	361,714	360,896	359,778	△1,118	△0.3	21.7	21.7
精神病院	265,092	264,638	263,985	261,398	△2,587	△1.0	15.9	15.7
一般病院	97,755	97,076	96,911	98,380	1,469	1.5	5.8	5.9
伝染病床	10,343	9,974	9,716	9,408	△308	△3.2	0.6	0.6
伝染病院	297	274	274	274	0	0	0.0	0.0
一般病院	10,046	9,700	9,442	9,134	△308	△3.3	0.6	0.5
結核病床	35,385	33,163	31,179	29,488	△1,691	△5.4	1.9	1.8
結核療養所	609	570	502	420	△82	△16.3	0.0	0.0
一般病院	34,776	32,593	30,677	29,068	△1,609	△5.2	1.8	1.8
一般病床	1,268,466	1,265,100	1,262,838	1,262,110	△728	△0.1	75.9	76.0
療養型病床群（再掲）	10,735	20,758	37,872	56,522	18,650	49.2	2.3	3.4
一般病院（再掲）	1,411,043	1,404,469	1,399,868	1,398,692	△1,176	△0.1	84.1	84.2
一般診療所	262,273	259,245	246,779	239,771	△7,008	△2.8	—	—
歯科診療所	224	201	187	179	△8	△4.3	—	—

注：1平成6年・7年の「一般病床」に、「らい病床」を含めた。
　　2平成6年・7年の「療養型病床群」は、病院報告の9月末の数値による。

れが、厚生省の狙いでもある。

一方、図15における一般病棟では、入院患者を早く退院させ次の患者と入れ替えるという回転を、早くする方針を取る。ある程度治したら完全に治っていなくても、リハビリのため等と称して他の病院へ転院させることになる。ここで御参考までに申し述べると、一度退院した患者が三カ月以内に同じ病気で同じ病院に再入院をすると、入院期間の計算を最初の入院の日からにすべきということになっている。そこで病院側は入院させるにあたって初めから、手のかかる治る見込みのないような患者を敬遠することになる。

この入院時医学管理料の逓減制の傾斜は、年を逐《お》う毎に急になってきている。一九九四年から一九九六年にかけて行なわれた点数改定の点数の増減を見ると、一般病棟では六カ月以内のところで引き上げられているけれども、経費の上昇等を考慮すると実際は一カ月以内のところしか引き上げられておらず、他は実質マイナス改定となっているという。つまり厚生省が考える一般病棟とは、平均在院日数が三〇日程度の急性病の患者を入れている病棟のことである。

これに対して、療養病棟の一般患者（老人以外のこと）の入院時医学管理料のアップ率は大きい。これはすなわち療養型病床群への移行を推進する厚生省の意思表示である。療養型病床群への切り替えを誘導しているのである。これを経済誘導、または政策誘導という。三〇日程度で退院させられる急性病の患者が次から次へと来るような病院でない限り、病院は病棟を閉鎖するか、あるいは療養型病床群といわれる軽症患者用の長期型に鞍替えするようになっていく。この長期型が、公的介護保険の受け皿となる。而して、増大する老人人口に対し、この介護保険用のベッド数も絶対的に不足する見通しである。

老人保健施設、略して老健の増加も著しい（図16参照）。これも政策誘導による。しかし老健は、老人患者の治療をするところではない。家庭と入院との中間施設といわれ、肺炎などに罹り治療が必要になったら一般病棟へ転院させなければならない。

表10は一九九四年から一九九七年にかけての少し古いデータであるがこれによれば、精神病と伝染病の病床を除いて、日本中の病院のベッド数は全体で六三五六減少している。しかし療養型病床群といわれる軽症型用のベッド数は四万五七八七増えている。すなわち、短期重症型というか少なくとも長期軽症型ではない患者のためのベッド数は三年間で五万二一四三減っている。一九床以下

の診療所といわれるところのベッド数も三年間で二万二五〇二減少している。この傾向には、現在さらに拍車がかけられていると思われる。

今このようにして病院あるいは診療所の病棟は、短期入院型と長期入院型の二極に分化されつつある。一つの病院の中で、これ等二つの型の病棟群が併存することがあるので、この場合病院ではなく病棟あるいは病床という言葉が使われる。

ここで入院治療を必要とするが、短期型、長期型いずれの病棟にも受け入れられ難い患者が問題になってくる。大阪の安田病院の存在を行政が長いこと黙認してきたのは、そこが行き場のない患者の受け入れ先であったからであるといわれる。これから先さらに一層、手のかかる治り難い患者の行き場はなくなっていく。読者は、この意図的な政策誘導の本質をよく洞察しておいていただきたいと思う。

〔注〕

表10・図16は、厚生省大臣官房統計情報部保健社会統計課保健統計室が出している資料による。

3　医療ビッグバン
——病院が倒産する日

悪化を続ける病院経営

国民皆保険制度のもと、国民の健康を担う特殊な分野として数々の規制の下で保護されてきた病院・診療所の経営が悪化し、倒産が相次いでいる。

全国公私病院連盟が約一千の病院からアンケートの回答を得ている「病院経営実態調査」（九五年）によると、約七割の病院が赤字経営になっているという。赤字経営の多い自治体病院とその他公的病院を除いた、民間病院だけ見ても黒字病院の割合は約五五％で、半数近くが赤字となっている。[1]九七年六月の一カ月に絞り行なった調査でも、赤字病院の割合は七〇％であり、自治体病院では八九％が赤字、民間病院では四〇・六％が赤字となっている。一〇〇ベッド当たりの収支金額は、総収入一億二六七一万円に対して総費用は一億三四九五万円であり、差し引き八二四万円の赤字である。[2]

全国で二三万四〇〇〇床を持つ公立病院（都道府県営、政令指定都市営、市営、町村営、組合営の九九〇病院）の累積欠損金は、自治省財政局準公営企業室調べでは九五年度で九四七四億円に達し、すでに破産状態にあるという[3]。他の産業であれば、すでにかなりの構造改善策がとられていても不思議ではない状態と言えよう。

自治省では、これら公立病院を民間病院へ委譲する方向を打ち出している。しかし病院側は、経営赤字を病院債発行で埋めるという旧態依然のやり方を続けている。

増加する病院の倒産

民間調査期間である帝国データバンクの調べによると、九七年中に倒産した医療機関は前年より一五件多い三九件になった。九八年二月には千葉県内の病院が、新病院建設の負担や販売管理費の増加を支えきれずに、負債額一三〇億円を抱えて倒産している[4]。

同社の調査によれば、医療機関の倒産状況は表11のようになっている[5]。

病医院間の競争激化や薬価基準引き下げ等の影響を受け、一九九七年以降に急速に増加してきた倒産件数は、八四年をピークにして以後五年間は減少を続けた。しかし、八九年に入って再び増加の兆しを見せ、一件あたりの負債額の増加は、倒産の大型化を物語っている。バブル期の財テクや過大な設備投資が九五年頃に沈静化したとされるが、九七年は「設備投資の失敗」を主因とする倒産が前年より七件多い一〇件に増加した。

設備投資には多くの場合、過大な借入金をともなう。収入の不足など業績不振によってこの莫大な借入金の返済が焦げつき、倒産に追い込まれたものと思われる。金融機関の病院への融資の不良債権化も珍しいことではなくなり、八〇年代の前半までは優遇されていた医療機関への融資も、年々厳しさを増しているという。

表11の右欄には、その年に改定された薬価基準の引き下げ率、診療報酬の引き上げ率を記しているが、国の実施してきた医療費抑制政策と医療機関の経営状況との相関関係も読み取ることができる。特にここ数年では、診療報酬の低い引き上げ率に比べ薬価基準の大幅な引き下げが目立っており、これも経営悪化の一因であるとみられる。

苦しい立場の薬品卸業者

医療費抑制政策によるたび重なる薬価基準の引き下げは、薬品卸業者に深刻な影響をもたらしている。表11のように九六年度に六・八%、九七年度には三%と二年連続で薬価基準が切り下げられた。しかしほとんどのメーカーは、卸業者への出荷価格を据え置いた。薬価差（公定価格と納入価格の差額）の拡大を求めてより低価格で納めさせようとする医療機関と、出荷価格を高いままにしておくメーカーとの板挟みで、卸業者は利益を削るしかない情況であるという。

日本独自の新薬承認制度などで保護され、高い経常利益率を確保している製薬大手に比べ（表12）、表13のように卸業者は粗利益率でさえ一〇%前後の低率に止まっている。(6)

この影響で医薬品卸業者の統廃合が急ピッチで進んでいる。日本医薬品卸業連合会によると、会員企業は九七年三月末で二七七社と、六年間で約一〇〇社減ったといい、経営基盤強化を狙った合併や、廃業が相次いでいる。(7)

さらに、今までは保護され高い利益を上げてきた薬品メーカーではあるが、新薬の承認申請様式

表11　病院・開業医の倒産推移

	件数	負債金額	1件当り負債額	薬価引下げ（%）	診療報酬引上げ（%）	
					医科	歯科
1976年（S.51）	15	487	32		9.0/9.6	
1977年（S.52）	7	138	20	1.55		
1978年（S.53）	12	209	17	5.8	11.5	12.7
1979年（S.54）	18	431	24			
1980年（S.55）	42	1,826	43			
1981年（S.56）	34	2,145	63	18.6	8.4	5.9
1982年（S.57）	51	1,576	31			
1983年（S.58）	54	4,576	85	4.9		0.3
1984年（S.59）	68	2,809	41	16.6	3.0	1.1
1985年（S.60）	55	2,999	55	6.0	3.5	2.5
1986年（S.61）	46	2,171	47	5.1	2.5	1.5
1987年（S.62）	36	1,592	44			
1988年（S.63）	29	2,101	72	10.2	3.8	1.0
1989年（H.1）	24	1,311	55	↑ 2.4	0.11	
1990年（H.2）	25	1,091	44	9.2	4.0	1.4
1991年（H.3）	28	3,432	123			
1992年（H.4）	45	4,443	99	8.1	5.4	2.7
1993年（H.5）	35	3,832	109			
1994年（H.6）	38	3,047	80	6.6	5.2	2.3
1995年（H.7）	25					
1996年（H.8）	24			6.8	0.32	
1997年（H.9）	39	2,444	63	3.0	0.93	

単位；千万円　単位；%
資料：帝国データバンク、平成9年版厚生白書より著者加筆

表12　製薬大手9社の97年3月期決算

	売上高（百万円）	経常利益（百万円）	経常利益率（%）
武田薬品工業＊	637,207	103,950	16.3
三共＊	442,688	112,281	25.4
山之内製薬＊	312,407	66,332	21.2
エーザイ＊	257,906	45,038	17.5
大正製薬＊	237,696	67,442	28.4
塩野義製薬	229,716	25,159	11.0
第一製薬＊	229,113	44,143	19.3
藤沢薬品工業	224,657	23,656	10.5
田辺製薬	185,860	15,511	8.3

＊は過去最高の売上高と経常利益（各社の決算短信による）
日本経済新聞社『病める医療』1997年より、著者加筆修正

の世界共通化などの規制緩和の波が押し寄せ、今後はメーカー間の国際競争化は避けて通ることはできないであろう。

医療業界の規制緩和と外国資本

これまでの医療機関は、国民皆保険制度の下、多くの規制や出来高払い制の診療報酬、高度成長期の豊富な資金をバックにした医療保険制度などにより保護されて成長を続けてきたと言えよう。しかし近年の不況や医療保険制度の逼迫《ひっぱく》を理由に、保険料の引き上げ、患者負担の増加、薬価基準の引き下げなど、医療費抑制政策が打ち出されるようになってきた。

これに加えて「ビッグバン」という言葉に象徴される規制緩和の波は、ついには医療の分野にまで押し寄せて来た。二〇〇〇年以降に行なわれるWTO（世界貿易機関）のサービス交渉見直しでは、農業・金融に続いて、護送船団方式で守られてきた日本の医療業界が、自由化を迫られる見通しであるという。これまで多くの規制の下、民間企業（営利法人）の病院経営を禁ずるなど鎖国体制だった日本の医療は、外国病院経営資本の受け入れを手始めに、国際的に通用する医療評価基準（DRG）が導入されるなど、世界的な自由競争にさらされることになると見られる。

ウルグアイ・ラウンドでは、生産者団体が強く反対していたコメ市場が結局開放された。金融ビッグバンや公的企業の民営化、分割に象徴されるような大編成が、今度は医療の分野でなされる番であろう。WTOという強国のための不公平な機関の圧力に屈して規制を外せば、米国のチェーン病院をはじめ外国病院経営資本が、約三〇兆円といわれる日本の病院市場を狙ってなだれ込んでく

表13　医薬品卸（上場・公開16社）の売上高粗利益率（％）

	本社所在地	96年度	95年度	増減
スズケン	名古屋市	11.4	11.4	0.0
クラヤ薬品	東京都千代田区	11.3	11.6	▲0.3
三星堂	神戸市	11.8	12.0	▲0.2
東邦薬品	東京都世田谷区	10.0	9.6	0.4
日本商事	大阪府	14.4	14.8	▲0.4
サンエス	仙台市	11.6	10.5	0.9
昭和薬品	名古屋市	10.6	10.5	0.1
秋山愛生堂	札幌市	9.7	10.7	▲1.0
ユニック	福岡市	12.6	13.0	▲0.4
バレオ	札幌市	9.8	10.5	▲0.7
ホシ伊藤	札幌市	8.9	10.4	▲1.5
九宏薬品	福岡市	10.9	10.8	0.1
成和産業	広島市	12.4	12.6	▲0.2
エイワ	愛媛県新居浜市	11.7	11.6	0.1
船橋薬品	名古屋市	11.1	10.1	1.0
安藤薬業公司	岐阜市	11.1	11.6	▲0.5

出所：各社の決算短信より作成　日本経済新聞社『病める医療』1997年より

るに違いない。

「グローバル・スタンダード化」「市場の自由化」などという美名のもとに進められつつあるこれら一連の動きを阻止することは困難であろう。現在のわが国の法規では、医師でなくては病院の理事長にはなれないことになっている。彼らは真の経営のプロとは言い難い。日本の医療機関は今後、未だかつて経験したことのないような困難な時代を経験することになるだろう。

忍び寄るアメリカ病院経営資本の影

日本の医療ビッグバン（規制緩和）をにらみ、アメリカ病院経営資本はまず自治体病院をターゲットとして進出のチャンスを狙っているという。

川崎市にある二つの市立病院の累積赤字は、九七年度末で合わせて八九億三二一九万円もあるという。しかし、同市は新たに約四〇〇億円を投じて北部総合病院を建設中とのことである。

川崎市の財政は逼迫している。九八年度予算は総額で約一兆円だが、バブル期においても十分な償還を果たせなかった公債償還額は莫大である。二〇〇三年度の償還額を試算すると、少なく見積もっても約七三一億円にも上るという。普通に考えても、新病院を建設することは不可能と思われる。

川崎市の新病院建設は、起債という資金調達法によって行なわれるようである。市の責任における運営委託方式を採用することにより、人件費の削減ができ、さらに起債による建設費の調達が可能になるという。国への起債と公営企業公庫資金調達・運用を当てにしているのである。しかし同市の預金ともいえる財政調整基金は公債償還に使い果たされ三五億円しか残っておらず、まさに「本年度のやり繰りで精一杯、次年度のことは考えられない」という状態であるという[8]。

自治体病院が累積赤字のために発行する病院債の償還・利子返済に策が尽きたときこそが、アメリカ病院経営資本の出番である。返済不能なまでに借金をさせ、しかるべき後に返済不能になるや、莫大な資金力をバックに乗っ取りにかかる。このような手法は今後も、医療だけではなく経済界、金融、農業にいたるまで常套《じょうとう》手段として用いられていくのであろう。

さらにアメリカ病院経営資本の戦略は、医療情報の分野へも及んできている。五年前までは汎用コンピューターの売上げで一位の富士通に大きく水をあけられていたＩＢＭが一位に急浮上し、トップの座に近づきつつある。この急浮上の原動力になっている得意先が、自治体病院であるという。入札価格の安さに加え、将来導入されるであろうアメリカ式の医療システムに対応しやすいであろうというのが、導入の理由らしい[9]。

ＩＢＭの進出により、日本の主要病院の財務内容や医療機器設置状況の把握が可能となる。ＩＢＭはアメリカ病院経営資本の先兵的な役割を果たしているのであろうか。

弱肉強食の医療制度に

長野オリンピックに日本中が沸いていた頃、アメリカの民間保険会社ＢＣ＆ＢＳ（ブルークロス＆ブルーシールド）が密かに上陸し、日本の病院を回り、熱心に売り込みをはかっていたという。[10]

アメリカの保険会社は、病院と治療契約を交わす方式をとり、日本の公的医療保険のような出来高払い方式ではなく、定額払い方式である。これはＤＲＧという、病名を治療の内容によってグループ分けしたものに従って、定額の料金を保険会社が医療機関に支払う方式である。

国際的な共通の基準であるＤＲＧが導入されれば、病院間の技術・サービスの比較が可能になり、規制緩和によって日本の病院も国際的な競争にさらされるようになる。

医療ビッグバンによるアメリカ資本の参入により、病院選択の幅が広がり、より良い医療を受けられるようになるという意見も多い。しかし、これらは医療保険への民間保険会社の参入とセットで行なわれると考えられる。わが国では健保財政の逼迫により、患者自己負担のさらなる増加が見込まれているが、この隙に付け込んで民間保険会社は参入してくると思われる。アメリカの医療業界・保険会社は、これまで強固であった日本の公的医療保険制度が崩壊していくのを、手をこまぬいて待ってはいないであろう。しかし民間医療保険への加入は経済的に余裕のある人に限られ、低所得者層は公的医療保険に頼らざるをえない。

高所得者のための最先端の医療と低所得者のための公的医療という二極分化が進んでいるアメリカの医療制度こそ、我が国の医療の未来を投影しているのかもしれない。

医療の分野における相次ぐ規制緩和は、農業・経済・金融などの分野と同様に、外国資本参入のための足固めであるという認識が必要である。

〔参考文献〕

（1・7）西村周三『医療ビッグバン』日本医療企画、一九九七年

（2・3・8・9・10）丹羽幸一・杉浦啓太「病院沈没」文藝春秋、一九九八年五月号、及び『病院沈没』宝島社、一九九九年

（4）『大阪府医ニュース』一九九八年五月二〇日号

（5）『NIRA研究報告書』NO.9500 六一 関西計画技術研究所、一九九五年

（6）日本経済新聞社編『病める医療』一九九七年

4　介護保険はあてにできない

序論

最後の将軍、一五代徳川慶喜の性格を評した次のようなものがある。「土壇場《どたんば》になれば自分を助けてくれるものが必ずいるという甘えが潜んでいる。表面は剛毅《ごうき》なようでいざ危険が身に及ぶと口実をもうけて逃げてしまう臆病と、尻拭《しりぬぐ》いは誰かがしてくれるという甘えがある」（綱淵謙錠『徳川慶喜』「人物日本の歴史⑲」小学館、一九五七年）。

このような甘えは誰にでもあるが、なまじ悲劇的な最後の将軍であったために受けている酷評であると思われる。さらに頽廃《たいはい》せる平成の現在、土壇場になったら誰かが助けてくれるという甘えが心の底に無い人は、幾らも居ないであろう。

この甘えを払拭《ふっしょく》した人間性は、若い頃からの数々の試練を人頼りせずに乗り切ったという体験の蓄積なしには、培《つちか》われない。我々日本人の老後を託すべき社会保障制度が、これまでの安易な「老人保健法」による制度に取って替わって厳しいシステムに変貌しつつある現状に対処して、人間の

表14　痴呆性老人数の将来推計

区分	65歳以上の痴呆性老人の数（人）	65歳以上の人口に占める割合（%）
1990年	1,009,819	6.76
1995年	1,259,233	6.91
2000年	1,557,725	7.18
2005年	1,887,597	7.63
2010年	2,255,519	8.13
2015年	2,621,647	8.35
2020年	2,916,366	8.91
2025年	3,134,627	9.66
2030年	3,303,801	10.33
2035年	3,365,279	10.54
2040年	3,243,060	9.88
2045年	3,143,443	9.67

（注）推計は国立精神・神経センター精神保健研究所名誉所長大塚俊男氏による

心身両面における自立の必要性を強調したい。心身両面の自立のために、今日の苦労の意義がある。飲尿療法、呼吸法、免疫療法、メガビタミン療法、操体法、ビワの葉療法、断食小食療法等々の実践により、自ずから老後の健康の保持のために心身ともに備えなければならない。

痴呆は、医学的には「一度獲得された知的機能が病気のために高度に低下した状態」と定義される。痴呆には、脳血管性（脳梗塞《のうこうそく》）とアルツハイマー型とがあり、表14に示すように痴呆性の老人は増加する見通しである。家庭における痴呆老人の介護は悲惨である。痴呆にならないようにするには、動脈硬化を予防することが第一であり、また生涯現役で頭と体を使うことである。

七五歳の婦人。我々の所には、手術後の乳ガンと高血圧で通院中である。その高血圧は、八一歳の痴呆の夫の看病に因《よ》る。前夜夫は午後八時から一一時まで寝ていて、それから起きて徘徊《はいかい》したため夫人は一睡もしていない。夫は起きて寝具を丸める。畳《たた》むことはできない。片方の足だけパンツを脱いで便器にしゃがむ。いちど脱いだ衣類は着ることができない。寝せようとしても寝ない。夫人の今朝の血圧は一八〇／九〇㎜であった。彼女の血圧は朝よりも夜に高くなる。精神病院の痴呆外来にかかっているが、入院するとなると費用は月に九万円かかるので躊躇《ちゅうちょ》している。頑張れるだけ自宅で看取るつもりであるという。

さて、二〇〇〇年度より実施されている厳しいシステム、日本の老人の介護保険の内容を以下、検証してみようと思う（序論・橋本行生）。

いよいよ始まった介護保険制度

導入が決まった介護保険制度

二〇〇〇年四月から新たな保険料を徴収して、痴呆や寝たきりの高齢者に介護サービスを提供しようという介護保険が、スタートした。

審議を通じて、保険料を徴収しながら介護サービスの提供能力が需要に間に合わない可能性があることや、将来的に保険料がどこまで上昇するか不透明であること、低所得者の自己負担が重すぎる点など、多くの問題が指摘された。しかし、政府・与党は制度スタートを優先させ、こうした課題の解決は先送りされた格好である。

「高齢化の進展に伴って、寝たきりや痴呆の高齢者が急速に増えることが見込まれている。また、介護の長期化や介護する家族の高齢化などが進んでおり、家族による介護では十分な対応が困難になってきている。高齢者介護に関する現行の制度は、医療と福祉の縦割りの制度となっており、サービスが自由に選択できない、サービス利用時の負担に不公平が生じている、介護を理由とする長期的入院（いわゆる社会的入院）等医療サービスが不適切に利用されている等の問題が指摘されている。

こうした不安や問題の解消を図り、今後急速に増加することが見込まれる介護費用を将来にわたって国民全体で公平に賄う仕組みの確立が求められている」、というのが制度の必要性を訴える厚生省の見解であった。

介護保険制度の仕組み

成立した介護保険法によると、財源は保険料と公費（国が全体の二五％、都道府県が一二・五％、市町村が一二・五％）で半分ずつ負担し、介護費用の一割を利用者が自己負担する方式をとる。制度の運営は、市町村と東京都の二三区が主体となる。

毎月保険料を支払う被保険者は、四〇歳以上の国民であり、このうち六五歳以上の者は「第一号被保険者」、四〇歳から六四歳までの者（医療保険加入者であることが条件）は「第二号被保険者」とされ、区別されている。

第一号被保険者の保険料は、条例により定められた保険料率によって算定され、所得段階別の定額保険料である。老齢年金受給者のうち一定の基準（月三万円以上）に該当する者は、年金から天引きされるが、年金額の低い受給者でも支払う必要があり、市町村が個別に徴収する。

厚生省の中間集計によれば、第一号被保険者の支払う保険料は、全国平均で一人当たり月に二九〇〇円程度になることがわかっている。しかし、市町村別の最高額は六二〇四円、最低額は一四〇九円で、地域格差は四・四倍になっている（『朝日新聞』一九九九年七月二七日）。

第二号被保険者の保険料は、健康保険、国保など加入している医療保険の保険者によって一括して徴収される。民間サラリーマンや公務員が加入している健康保険や共済組合などの被用者医療保険の場合には、それぞれの被保険者の標準報酬月額に介護保険料率を掛けて算定される。保険料の負担は労使折半である。自営業者などが加入している国民健康保険の場合には、第二号被保険者の賦課総額を国民健康保険の賦課総額に含めて一緒に計算され、所得割、均等割などの形で割り振っていくことになる。二〇〇〇年時点での一人当たりの保険料の平均月額は、二五〇〇円ぐらいであるとみられる。国保加入者の場合も、国が保険料の半分を負担するので、実際に徴収されるのは一二五〇円ぐらいである。被用者保険に加入している被保険者の被扶養配偶者などに対しての徴収はない。

介護サービスを受けられるのは、六五歳以上の痴呆や寝たきりなどの高齢者と、四〇～六四歳は老化に伴う病気で要介護状態になった人に限られるが、市町村に申請して、介護が必要な状態にあることの認定を受けなければならない（要介護認定）。

要介護認定のうち中心となる審査判定業務は、各市町村に介護認定審査会を設置して行なわれる。委員の定数は、政令で定める基準に従い市町村ごとの条例で定め、委員は市町村長が任命する。介護認定審査会は、複数の市町村による共同設置も可能であり、審査判定業務については、都道府県に設置される都道府県介護認定審査会へ委託することができる。

要介護の認定は、対象者の精神状態や身体状態を調査し、医学的な判断と合わせて決定されるが、全国どこでも公平で客観的に認定ができるよう、国（厚生大臣）が全国一律の基準を定めた。認定と同時に、要介護の状態の程度に応じて要支援と五段階の要介護にランク分けが行なわれ、各区分の標準的サービスの量に見合った保険給付額が設定される。認定を受けた人は直接サービス（施設・在宅）を利用するか、計画（ケアプラン）の作成をケアプラン作成機関（ケアマネージャー等）に依頼する。

要介護認定や要介護状態区分の判定に不服がある場合には、各都道府県に置かれる介護保険審議会に不服申し立て＝審査請求をすることができる。

介護保険によって利用できる介護給付の内容としては、在宅介護サービス費の支給、在宅介護福祉用具購入費の支給、住宅改修費の支給、施設介護サービス費の支給、高額介護サービス費の支給などがあげられる。

施設介護サービスの対象となるのは、特別養護老人ホーム、老人保健施設、療養型病床群の三種類である。

以上が介護保険制度のあらましであるが、ひとことで言えば、これまで公費（税）で運営されてきた在宅サービスの事業や特別養護老人ホームなどへの入所措置を社会保険方式に切り換えて、国庫負担を大幅に減らそうとするものである。

問題だらけの介護保険制度

介護保険料は税金と同じ――十人のうち九人が保険料を掛け捨てに

総理府が一九九五年に実施した世論調査では、介護保険の導入に賛成の人が八〇％以上もいた。ところが、介護保険の内容を知らない人が七〇％もいて、内容を知らないで賛成するという不思議な調査結果となったという(1)。

社会保険と聞いて我々が普通イメージするのは、年金や医療保険であり、これらは保険料を払ってさえおれば、保険証一枚あれば必要なときに給付を受けられるというものである。このようなイメージで介護保険をとらえていれば、容易に賛成するであろうことが想像できる。しかし、現実はそうではない。

介護保険の場合は、介護保険の適用のあることをまず最初に認めてもらう必要がある。自分がどんなに介護が必要であると思っていても、この要介護認定を受けていなければ、介護保険は適用されない。当然医療保険と違って、介護保険の給付の対象になる人はかなり限定されることになる。

六五歳以上の第一号被保険者は、その原因を問わず介護の必要な状態になり認定されれば、介護保険の適用対象とされる。厚生省の推計によれば、二〇〇〇年時点での六五歳以上の高齢者のうち虚弱者を含めた要介護の人の比率は約一二％とみられている(2)。一般病院での治療が必要な場合には医療保険の適用対象になるので、寝たきりなどの要介護の状態になって介護保険の適用を受ける人は多く見積もっても六五歳以上の高齢者全体の約一割と推定されている。

問題は第二号被保険者（四〇～六四歳）の場合で、介護保険が適用されるのは、初老期痴呆や脳血管障害など加齢に伴い発生する疾病が原因で要介護状態になった人に限られることになる。厚生省担当者の非公式推計によると、四〇歳から六四歳までの人で、一九九六年現在病気や事故等で介護を必要とする状態にある人は、約二〇万人強であるが、そのうち加齢に伴い発生する疾病が原因で要介護状態になった人の数は、四分の一の約五万五〇〇〇人にすぎない[3]。厚生省は、第二号被保険者のうち、制度の導入後に介護保険適用の対象となることが見込まれる数を、各年度約一〇万人と推計している。しかしそれでも制度のスタートする二〇〇〇年度で、第二号被保険者全体（約四三〇〇万人）に占める割合は、わずか約〇・二％にすぎない[4]。第二号被保険者は、数字的にはほとんど介護保険が適用されることは無いに等しいと言えよう。

以上のことから計算すると、介護保険料を徴収される四〇歳以上の全ての被保険者のうち、介護保険が適用される人はわずか三・五％と推定されることになる（二〇〇〇年度の第一号被保険者数は二二〇〇万人、第二号被保険者数は四三〇〇万人と推定され、介護保険適用者はそれぞれ二二〇万人、一〇万人となる）。つまり一〇〇〇人のうち九六五人にとって、介護保険料は掛け捨てということになる。介護保険料は社会保険料ではなく「税金」であると言っても過言ではない。介護「保険」とは名ばかりで、困ったときに頼りになる「保険」のイメージとはほど遠い。

日本人は税金を納めることに対し、どこかで抵抗感を持っていると言える。税金的性格の強い介護保険料を、「保険」の名のもとに徴収することによって、国民の反発を弱める目的もあったのではないだろうか。

繁雑な要介護認定手続き

介護保険制度でサービスを利用するにあたっては、緊急の場合以外は、市町村に申請して要介護認定を受ける必要があるが、この手続きが煩雑《はんざつ》であり、サービスの利用開始が大幅に遅れることになる。要介護認定は、①市町村への申請、②調査担当職員による訪問調査、③介護認定審査会で審査、④合議で認定結果を出し市町村に通知、⑤市町村の認定と申請者への通知、という実に煩雑な手続きをとっており、申請から認定結果が出るまで最長三〇日かかる。しかも、介護認定審査会は月に一回程度しか開かれないいため、おそらく三〇日以上かかるケースが多いと思われる。(4)

さらに、実際に訪問調査を行なうのは、居宅介護支援事業者や入所施設などへ委託する場合を除いて市町村の事務職員であり、何度か訪問しているヘルパーなどと違い、申請者本人の普段の心身の状況を十分に把握しているわけではない。要介護認定の一次判定は、調査員が介護を申請した高齢者の自宅などを訪れ、八五項目ある調査用紙に健康状態を記入し、その結果を国から配布されたソフトを使ってコンピューターで判定することになっている。

東京都港区が九八年に行なったモデル事業では、特別養護老人ホームに入っている寝たきり老人で一人で食事が出来ない人が、軽い介護度に判定された事例もあるという。また高知県が同年九月に行なったものでは、特別養護老人ホーム・老人保健施設入所者一万六〇〇人のうち、一四％の一五〇〇人が要支援または自立の判定を受けている。本番の判定でも同じ結果となれば、これらの人たちは一定の猶予期間の後に退所しなければならず、県ではその対策に追われている(『日本経済新聞』一九九八年一一月七日)。

このように、今まで老人保健制度で提供されていた訪問看護や特別養護老人ホーム、老人保健施設などのサービスは、介護保険の給付対象になったことで、以前よりもはるかに利用しにくくなるのは確実である。

保険料負担額はどんどん増える

そもそも介護保険は、現行の公費負担部分を保険料や自己負担という形で国民の新たな負担に転嫁し、公費負担を軽減するためのものと考えられる。高齢社会化が進むにつれて国民の負担はさらに大幅に増大し、特に低所得の人ほど、その負担は重くのしかかることになる。

厚生省の試算では、介護保険制度がスタートする二〇〇〇年度の第一号被保険者の一人当たりの平均的な保険料月額は二九〇〇円、二〇一〇年度には三六〇〇円になっている。しかし、厚生省の介護費用の推計(二〇〇〇年度で約四・二兆円)は、誰か介護をしてくれる家族が居ることを前提にしていたり、国の定める極端に低い事業費単価と人員数を基準にしているなど、あまりにも過小であると言われている。東京市町村自治調査会が実際に自治体が高齢者福祉サービスに支出する総事業費などのデータに基づいて算出した「自治体の現状に基づく推計」をみると、介護費用は、厚生省推計の一・五倍以上とされ、これによって算出された予想される保険料は、二〇〇〇年度で三六

○○円、二〇一〇年度で五四〇〇円になるという。(4)

このような数値が我々に対して発表されるとき、情報操作のために体制側に都合のよい数値が示されることは、他の分野でもよく行なわれている。制度導入後、段階的な保険料の引き上げが必ず行なわれるであろうし、仮に保険料が据え置かれたとしても、それは給付される介護サービスの低下や保険外自己負担額の増加を意味する。

高齢者世帯の年間所得は年々上昇しているものの、所得の格差が大きく、豊かな高齢者と貧しい高齢者の二極分化が進んでいる。所得段階別とはいえ、第一号被保険者の保険料は定額負担であり、第二号被保険者と違って事業主負担や国庫負担がなく、全額個人負担となる。年金額が低い人ほど保険料負担が重くのしかかることになり、低所得の高齢者を中心に、保険料を払えなくなる人が増えていくのではないかと心配である。

第二号被保険者にとっても、保険料の引き上げは確実であり、税金や健康保険料・年金保険料などと合わせると勤労者世帯にとっても耐え切れないぐらいの水準に達する可能性が高い。定額の介護保険料は、逆進性の高い税金といってよいであろう。

市町村は、低所得者層に対し条例で保険料の減免ができることになっているが、免除基準には該当しないが保険料は払えないというボーダーライン上の人たちも多く存在するであろう。保険料滞納の場合、保険給付の全部または一部差し止めや、過去に未納がある場合の保険給付率の引き下げなどの、厳しいペナルティーが課せられることになっている。

六五歳以上の高齢者の保険料は二〇〇〇年四月から半年間徴収せず、その後一年間は半額に軽減することになった。しかしその財源は赤字国債に頼ることになるだろう。我々は国民の負担増か、返せるあてのない新たなる借金（赤字国債）かの二者択一をせまられている。

増加する低所得者の利用者自己負担

定率一割の利用者負担の導入により、これまで老人福祉制度や老人保健制度のなかで比較的低額で利用できたサービスの利用者一部負担金が、低所得層では大幅に増えることになった。利用料の一割自己負担額が所得によって決められた上限額を超えた場合、超過分が後で払い戻されることになってはいるが、それでも低所得層の負担増加は避けられない。

東京保険医協会の推計では、介護保険導入後の各種介護サービス利用時の自己負担金額は、表15のようになるとみられている。[4] 問題は、保険給付の対象からはずされる部分が大きいことである。厚生省は、介護保険導入後の特別養護老人ホーム入所者の利用者負担は、およそ四万七〇〇〇円であるとみている。しかし、これは給付の最低水準（月二三万円）の一割の一部負担金に、保険給付外となる食費（それもかなり低い水準の一日八〇〇円）を加えただけのものであり、過小推計と言えよう。実際にはその他日常生活費や教養娯楽費も自己負担となる。従来は入所者の所得に応じて、無料から月額二四万円までの利用者負担があるが、平均は月四万円程度になっている。しかし介護保険の導入によって、現在の平均負担額の倍近い、八万円強になるのではないかとみられている（介護保険導入後の利用者負担額は、基準額二九万三四〇〇円のうち、保険給付対象外になる六万五三九〇円と、残りの二二万八〇一〇円の一割二万二八〇〇円の合計八万八一九〇円。以上は一九九六年度における都市部五

表15　介護保険導入後の１カ月の利用者負担の推計（1986年度ベース・単位＝円）

介護保険対象施設等	利用回数	基準額等	現行の負担額	介護保険の利用者負担 給付外	負担額	合計	増加倍率
老人在宅総合診療等	週1日	91,400	1,020	—	9,140	9,140	9.0
訪問看護ステーション	週3日	109,000	3,000	—	10,900	10,900	3.6
老人保健施設	30日間	331,500	61,900	61,900	27,000	88,900	1.4
診療所老人医療管理	2週間	173,600	21,140	21,000	15,260	36,260	1.7
療養型病床群等	30日間	421,000	44,100	65,390	35,600	101,000	2.3
ホームヘルプサービス	週3回	70,600	7,060	—	7,060	7,060	1.0
デイサービス	週3回	97,400	8,400	8,400	8,900	17,300	2.1
ショートステイ	2週間	87,100	29,960	29,260	5,710	35,670	1.2
特別養護老人ホーム	30日間	293,400	45,000	65,390	22,800	88,190	2.0

注

1　現行制度の「負担額」は、医療機関の一部負担金及び入院時食事療養費、福祉施設の一部負担金及び食費、機能訓練のための材料費等である。

介護保険の利用料のうち、「給付外」とは、保険給付の対象からはずされる食費及び日常生活費である。同じく「負担額」とは、保険給付の対象のうち利用者負担額（1割）とされるものである。

<負担額=（基準額－給付外）×1割>

2　老人在宅総合診療料は、1996年改定の寝たきり老人在宅総合診療料（2600点）、24時間体制加算（1600点）、寝たきり老人訪問診療料（Ⅱ）（1日当り820点）週1日、一部の患者につき鼻腔栄養剤等の処置料をそれぞれ算定したものの平均額である。

3　訪問看護ステーションの費用は、1996年改定の基本療養費（1日5300円）、管理療養費（7000円、2日目以降2900円）、情報提供料（1500円）、24時間体制加算（2000円）に利用者負担（1日当たり250円）を加えたものである。

なお、現行制度において給付外とされている長時間・夜間・休日の訪問看護の費用は含めていない。

4　老人保険施設の費用は、1996年改定の基本施設療養費（264,800円）／98.2（施設療養費総額に占める基本施設療養費の割合）×100日に、1日当たり利用料（1994年調査時1964円×物価スライド）を加えたものである。

5　診療所老人医療管理の費用は、1996年改定の診療所老人医療管理料（1090点）、入院時食事療養費（Ⅱ）1500円の合計額である。

介護保険の給付外はショートステイの生活費（1996年度）相当額である。

6　療養型病床群の費用は、入院医療管理料1日当たり平均点数（1994年6月審査分1363.9点＝社会医療調査報告）をベースに物価スライドしている。

現行の一部負担金等は一部負担金（1日710円）、入院時食事療養費標準負担額（1日760円）の合計、介護保険の給付外は特養ホームの生活費（1996年度）相当額とした。

7　ホームヘルプサービスの費用は、国の常勤ヘルパー予算額（1996年度）である。現行利用料は所得により本人負担額が異なるが、ここでは常勤ヘルパー予算額の1割とした。

8　デイサービスの一部負担金等は、食事、入浴、機能訓練等の材料費の実費徴収分である。

9　ショートステイの生活費は生活保護受給者に予算措置されている基準（1996年度）を使用した。

10　特別養護老人ホームの措置費基準額は地域別及び施設規模別に定められているが、この表では都市郡（特甲地）50人規模の基準（1996年度）を使った。なお、基準額が低いため東京都では10万円以上上乗せしているが、ここでは国の基準額をそのまま使用している。

現行利用料は所得に応じて0～24万円（月額）の費用徴収が行われているが、ここでは平均費用徴収月額（1996年度予算）を使用している。

〇人規模の施設の基準額、平均徴収月額による）。従来の制度では、年金額の少ない人でも徴収金を支払っても小遣い程度は残っていたものが、根こそぎ介護費用に回されることになる。[5]その上に毎月の保険料が必要である。滞納者に対しては保険給付の差し止めや、保険給付から滞納保険料を相殺するなどの厳しい措置が行なわれることになっている。

表16は、関東地方のある特別養護老人ホームの入所者の年間所得の分布を示したものである。[6]介護保険導入後の自己負担額を少なく見積もって六万円とし、その一年分の七二万円でラインがひかれている。線より下が自己負担の払えない人であり、九四年春以前に入所していた人の約六〇％、それ以降の入所者の五〇％が自己負担を払えないということになる。

一部の高所得者を除き、特別養護老人ホームの入所者の多くにとって、その自己負担金は大幅に増大することになった。この利用者負担については、法案には減免規定はないため、低所得で利用者負担の支払えなくなる人が多数発生する可能性がある。厚生省もこのことを知ってか知らぬか、五年間に限っては現行どおりの負担額としているが、貧しいお年寄りは、その間にどうせよと言うのであろうか。ちなみに、特別養護老人ホームの入所者が、死亡等の理由で入れ替わるサイクルは、平均五年程度であるという。さらに他の介護施設や居宅サービスの場合でも、表15のように自己負担額は増大するとみた方がよいであろう。

また、これまで措置制度により、所得が低くて利用者負担を免除されていた多くの人も、一割の利用者負担を強いられることになる。生活保護受給世帯を除き、所得税非課税世帯でも、保険料を支払ったうえに、今まで免除されていた利用者負担まで強いられる可能性がある。月三万円程度の

表16　ある特養入所者の収入区分

①特別養護老人ホームの94年3月31日以前からの入所者		小計	②特別養護老人ホームの94年4月1日以降の入所者		小計	①+②合計
0～27万円	24人		0～12万円	12人		
27万0001～28万円	1		12万0001～14万円	1		
28万0001～30万円			14万0001～16万円			
30万0001～32万円	2		16万0001～18万円			
32万0001～34万円	4		18万0001～20万円	1		
34万0001～36万円	11		20万0001～22万円	1		
36万0001～38万円	50		22万0001～24万円			
38万0001～40万円	7		24万0001～26万円			
40万0001～42万円			26万0001～28万円			
42万0001～44万円	7	128人（60.4％）	28万0001～30万円	1		
44万0001～46万円	6		30万0001～32万円			
46万0001～48万円	4		32万0001～34万円	2		
48万0001～50万円	1		34万0001～36万円	2	71人（50％）	199人（56.2％）
50万0001～52万円	3		36万0001～38万円	15		
52万0001～54万円	1		38万0001～40万円	14		
54万0001～56万円	2		40万0001～42万円			
56万0001～58万円	2		42万0001～44万円	2		
58万0001～60万円			44万0001～46万円	4		
60万0001～64万円	1		46万0001～48万円			
64万0001～68万円	1		48万0001～50万円	4		
68万0001～72万円	1		50万0001～52万円			
72万0001～76万円	3		52万0001～54万円	4		
76万0001～80万円	1		54万0001～56万円	2		
80万0001～84万円	2		56万0001～58万円	1		
84万0001～88万円	5		58万0001～60万円			
88万0001～92万円	9		60万0001～64万円			
92万0001～96万円	10		64万0001～68万円	3		
96万0001～100万円	2		68万0001～72万円	2		
100万0001～104万円	2	84人（39.6％）	72万0001～76万円			
104万0001～108万円	4		76万0001～80万円			
108万0001～112万円	1		80万0001～84万円	2		
112万0001～116万円	1		84万0001～88万円			
116万0001～120万円	1		88万0001～92万円	7		
120万0001～126万円	3		92万0001～96万円	3		
126万0001～132万円	1		96万0001～100万円	2		
132万0001～138万円	9		100万0001～104万円	2	71人（50％）	155人（43.8％）
138万0001～144万円	1		104万0001～108万円	2		
144万0001～150万円	1		108万0001～112万円	3		
150万0001円以上	28		112万0001～116万円	3		
			116万0001～120万円			
			120万0001～126万円	3		
			126万0001～132万円	2		
			132万0001～138万円	3		
			138万0001～144万円	3		
			144万0001～150万円	4		
			150万0001円以上	32		
合計	212	212人（100％）	合計	142	142人（100％）	354人（100％）

年金を受給しているお年寄りが、要介護度4の認定を受けた場合、月三〇万六〇〇〇円のサービスが受けられるが、一割の三万六〇〇〇円は自己負担となり、月々の保険料と合わせるまでもなく年金受給額を越えることになる。(7)

さらに問題になるのは、介護保険の給付水準が低いために生じる、保険外負担である。介護を必要とする人にとって、認定を受けて給付される介護サービスが不満、または不十分な場合、保険のきかないサービスを追加して利用することになる。この部分のサービス料金は、市町村の単独負担がある場合をのぞいて全額自己負担となる。これを受けられるのは十分な所得のある人に限られ、所得によって受けることのできるサービスの質が決められるということになるだろう。貧富の差の激しいアメリカ式のドライな弱肉強食の社会が、我が国でも展開されるのであろうか。

居宅介護サービス供給体制の不備

一九八九年四月、高齢化社会に備えるため、という名目で消費税が導入された。この消費税導入への厳しい世論を和らげるために同年一二月に、「高齢者保健福祉推進一〇カ年戦略」いわゆる「ゴールドプラン」が打ち出された。こうした動きを受けて、一九九〇年の福祉八法の改正によって、特別養護老人ホームなどの施設入所の事務が市町村に移行され、サービスの提供主体が市町村に一元化された。また、在宅サービスが「居宅における介護等の措置」という形で法的に位置づけられた。そして、計画的に供給体制を整備していくために、都道府県と市町村に対して、「老人保健福祉計画」の策定が義務づけられた。

表17　基盤整備量の将来推計と高齢者人口、要介護者等人口に対する比率

	介護保険制度における整備量		
	2000年	2005年	2010年
①高齢者数（65歳以上人口）	2,200万人	2,500万人	2800万人
要介護者数②寝たきり	120万人	170万人	230万人
③痴呆性	20万人	30万人	40万人
要支援者数④虚弱	130万人	190万人	260万人
要介護者等（②+③+④）	280万人	390万人	520万人
⑤ホームヘルパー数	17.0万人	34.0万人	56.0万人
⑥常勤ヘルパー数（推定）＊	5.1万人	10.2万人	16.8万人
対高齢者数			
全体（⑤÷①）×100	0.77％	1.36％	2.0％
常勤（⑥÷①）×100	0.23％	0.41％	0.6％
対要介護者等数			
全体⑤÷（②+③+④）×100	6.07％	8.72％	10.77％
常勤⑥÷（②+③+④）×100	1.82％	2.62％	3.23％
⑦特別養護老人ホーム定員数	28.7万人	31.6万人	33.2万人
⑧老人保健施設定員数	24.9万人	27.4万人	28.8万人
⑨療養型病床群定員数	15.6万人	17.1万人	18.0万人
施設定員数（⑦+⑧+⑨）	69.2万人	76.0万人	80.0万人
対高齢者数			
（⑦+⑧+⑨）÷①×100	3.15％	3.04％	2.86％
対要介護者等数			
（⑦+⑧+⑨）÷（②+③+④）×100	24.71％	19.49％	15.38％
対要介護者数			
（⑦+⑧+⑨）÷（②+③）×100	49.43％	38.0％	29.63％

それらを集計したものをふまえて、一九九四年一二月に、一九九五年から一九九九年までの後半五年間で達成すべき目標値を引き上げた、「新ゴールドプラン」が大蔵、厚生、自治の三大臣による合意で策定された。その内容は、ホームヘルパー一七万人、ショートステイ六万人分、デイサービス・デイケア一万七〇〇〇カ所、特別養護老人ホーム二九万人分、老人保健施設二八万人分などとなっている。これらは、介護保険導入をにらんだものであると言えよう。

しかし、これらの目標値では不十分であることが指摘されている。例えば、仮に新ゴールドプランの目標値どおりに一九九九年度末（二〇〇〇年三月）までにホームヘルパーを一七万人確保したとしても、六五歳以上人口一〇〇〇人当たりのヘルパー数は八人であり、二一世紀に増大が予想される介護需要には、とうてい対応しきれないと考えられる。ちなみに福祉先進国デンマークの一九九一年現在の水準では、人口一〇〇〇人当たりのヘルパー数は三七人で、日本の目標値の四倍以上ということである。[8]

表17のように、この目標値による二〇一〇年時点の高齢者数二八〇〇万人に対するヘルパーの比率も、約二%にすぎない。現在各地で行なわれているヘルパー養成講座には、希望者が殺到しているという。しかし、正規職員としての採用は皆無に等しく、年収一三〇万円以下のパート化がすすめられているということだ。[4] このような厚生省の方針により、ホームヘルパーは不安定な身分の職業となり、目標値の達成は困難であると思われる。

遅れている介護施設の整備状況

整備が遅れているためか、介護施設の整備状況についてのタイムリーなデータは公表されにくいようである。

資料収集の関係で多少調査時点はズレているが、図17は京都府内に開設されている特別養護老人ホーム（九六年一〇月一日現在）、老人保健施設（九七年一〇月一日現在）、療養型病床群（九六年九月一日現在）の場所を示したものである。これら三種の施設が、介護保険制度での介護サービスの対象となる施設である。

単純に眺めれば京都市に施設が集中しているように思うが、六五歳以上の人口との比率を考えた

図17　京都府内の介護施設

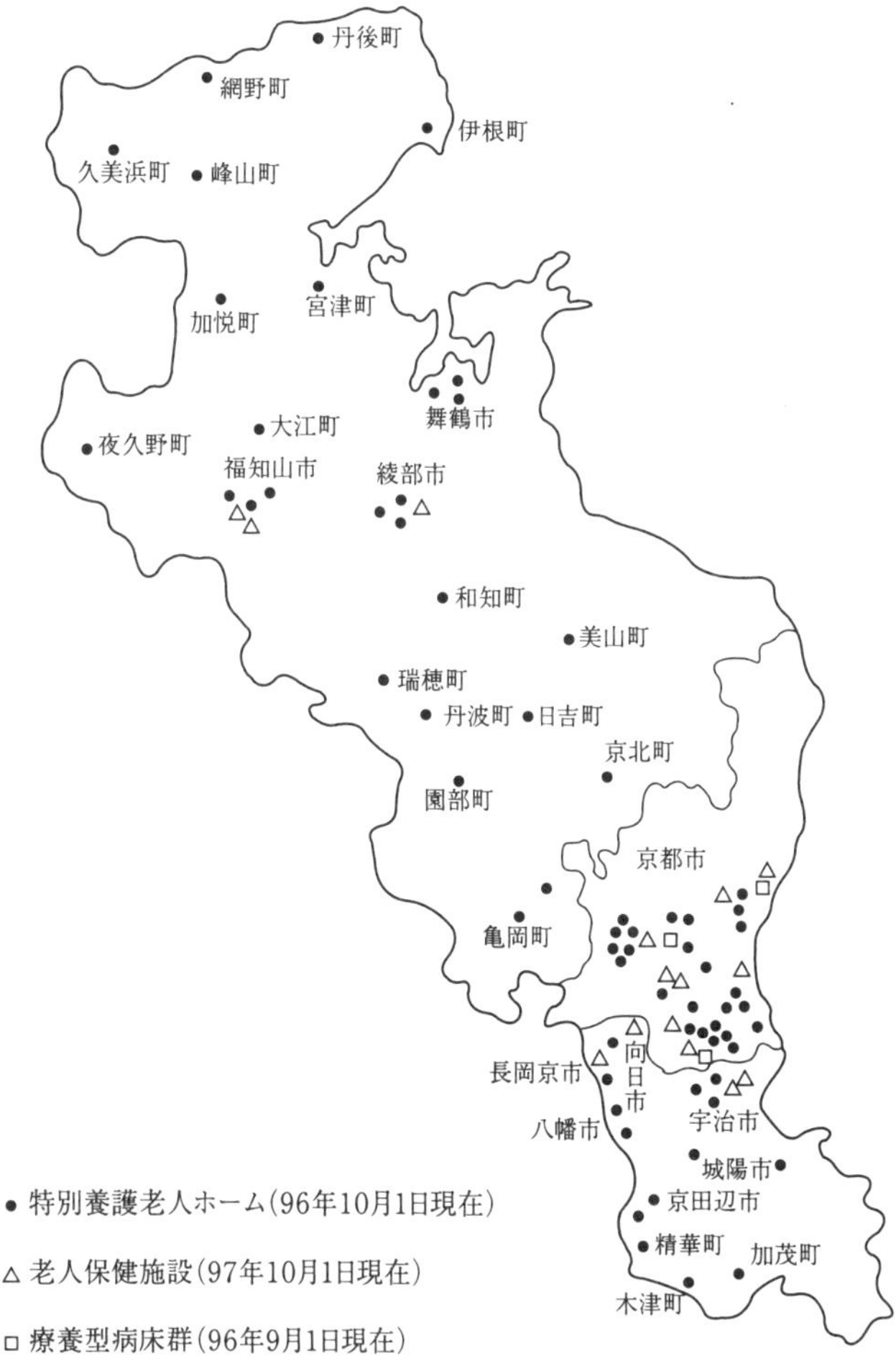

場合、表18のようにむしろ福知山市、綾部市などの地方都市の方が介護施設の整備が進んでいるといえよう。また、人口の少ない過疎地の町村でも介護施設の整備は遅れている傾向にある。

京都市を例にとれば、介護保険開始時点で特別養護老人ホームが二六〇〇人分、老健施設が一八〇〇人分の確保にとどまるという。今の特別養護老人ホーム入所者のうち二四九人は、五年の特例期間が過ぎると退所せざるをえないことが明らかになったという（『京都新聞』一九九九年六月五日）。

また表19は、大阪府、京都府、熊本県および島根県の介護三施設の定員数の比較を示したものである。六五歳以上の人口一〇〇〇人に対する施設定員数を比較すると、京都府が最も低く、次いで大阪府、島根県の順であり、熊本県が最も整備が進んでいると言えよう。財政的に苦しいであろう島根県で比較的施設の整備が進んでいるのは、かなり以前から高齢化がすすんでおり、これに対応してきた県の方針によるのであろう。

このように、地方によって介護施設の整備状況にかなりの差が出てきているが、全国的に見ると、東京をはじめとする大都市圏や、過疎地の小さな市町村において施設の整備が遅れていると言えそうだ。核家族化の進んでいる大都市や、財政力の弱い過疎地の介護の必要な高齢者たちにとって、老後は特に厳しいものとなるのではないだろうか。

また厚生省は、療養型病床群の整備を進めるべく、一九九六年四月の診療報酬改定で、療養型病床群への転換を誘導する優遇措置をとっている。この政策誘導によって、三〇日程度で退院させられる急性病の患者が次から次へと来るような病院でない限り、病院は病棟を閉鎖するか、あるいは療養型病床群に鞍替えするようになっていく。日本中の病院のベット数は減少傾向にあり、短期入

表18　京都府内主な都市の介護施設の状況（表下の資料をもとに作成）
上段は各施設の定員数、（ ）内は65歳以上の人口1000人に対する定員数

	特別養護老人ホーム	老人保健施設	療養型病床群	介護施設合計
福知山市	180	162		342
	(15.0)	(13.5)		(28.5)
舞鶴市	180			180
	(10.0)			(10.0)
綾部市	170	100		270
	(17.0)	(10.0)		(27.0)
宇治市	150	251		401
	(7.5)	(12.5)		(20.0)
京都市	1945	729	269	2943
	(9.6)	(3.6)	(1.3)	(14.5)
調査日	96年10月1日現在	97年10月1日現在	96年9月1日現在	

「病院要覧」1997年版・厚生省健康政策局編集・医学書院
「社会福祉施設名簿97年版」厚生省大臣官房統計情報部編（財）厚生統計協会1998年3月
「平成9年 老人保健施設・訪問看護ステーション名簿」厚生省大臣官房統計情報部編（財）厚生統計協会1998年2月
「県勢」第7版 国勢社 1997年（人口は96年10月1日現在）
その他厚生省大臣官房統計情報部の出している資料を参考にした。

表19　大阪府・京都府・島根県・熊本県の介護施設の状況
上段は各施設の定員数、下段は65歳以上の人口1000人に対する定員数（人口は表18と同じ）

	特別養護老人ホーム	老人保健施設	療養型病床群	介護施設合計
大阪府	13,256	10,656	4,295	28,207
	(12.1)	(9.7)	(3.9)	(25.7)
京都府	5,200	2,588	1,462	9,250
	(12.9)	(6.4)	(3.6)	(22.9)
島根県	2,900	1,485	584	4,969
	(16.9)	(8.6)	(3.4)	(28.9)
熊本県	5,858	5,306	5,269	16,433
	(16.5)	(15.0)	(14.9)	(46.4)
調査日	1998年8月	1999年11月	1998年10月	

「全国老人福祉施設要覧・平成10年度版」、（財）長寿社会開発センター、1999年2月
「平成11年度老健施設・訪問介護ステーション名簿」、2000年3月
「平成10年度医療施設調査・病院報告」下巻、いずれも厚生省大臣官房統計情報部、2000年2月

院型と長期軽症者入院型の二極に分化されつつある。介護保険制度導入の陰で、手のかかる治り難い患者の行き場もなくなっていくであろう[9]（本書第四章2参照）。

表17のように、二〇一〇年には、要介護の高齢者が二〇〇〇年の二倍近くの五二〇万人に増えると予想されていながら、介護三施設の総定員数の整備目標は八〇万人とされていて、二〇〇〇年の六九万人からわずか一〇万人余りの増加を予定しているのみである。二〇一〇年時点では、介護施設に入所できるのは要介護者の一五％にすぎず、二〇〇〇年時点の二五％を大きく下回ることになる。要介護の高齢者が増えるのに対して施設への入所者数の伸びは抑えられるというのは、どのような意図に基づくものなのであろうか。

私たち日本人の厳しい老後

追いつめられる低所得者層

主に医師を対象とした研修会、「介護支援専門員（ケアマネージャー）実務研修受講資格試験対策講習会」に参加した。この研修会に使用されたテキストには、介護保険導入の理由の一つとして次のように明記されている。「（現在の老人福祉制度のもとで特別養護老人ホームに入所したり在宅サービス等を利用する場合）本人と扶養義務者の収入に応じた利用者負担（応能負担）となるため、利用者負担が中高所得階層にとって重い負担となっている[10]」。これが、介護保険導入後には所得に関係なく、一律一割の利用者負担となる。このことより、介護保険制度は弱者救済のための制度ではなく、中高所得階層の負担を軽くするものであることが読み取れる。しかし、この研修会に参加していた中高所得階層と思われる医師の方々は、このようなことは気に止められなかったのではないだろうか。

厚生省の「二一世紀の医療保険（一九九七年八月）」によると、医療保険制度の診療報酬では、厚生省が決める「標準報酬」しか支給されず、それをオーバーした医療費は医療機関が患者から徴収する制度に改めることが予定されている。

介護保険では、はじめからこの仕組みが組み込まれており、医療保険改革の先兵的な役割を担っていると考えられる。また、低所得者に対して厳しい制度にされつつあることも、近年の医療保険改革と同じ流れであり、景気の低迷とセットになって国民の生活に大きくのしかかってきている。我が国の指導者が打ち出す数々の政策は、意図的に貧富の差を拡大しようとするもののように思われてならない。

揺らぐ社会保障制度

以上述べてきたように介護保険は多くの問題点をはらんでいるにもかかわらず、多くの国民が、「保険証一枚あれば手軽にサービスを受けられる」という錯覚にとらわれていることが大きな問題である。

厚生省は、ドイツの介護保険制度を手本にしているとみられる。しかし、ドイツの介護保険制度を支えているのは「社会扶助」と呼ばれる公費、つまり税金による制度であり、これと介護保険を併用しなければ、実際に介護にかかる費用はまかないきれていない。また、ドイツの介護保険はドイツの介護現場に失望をもたらし、評判はきわめて悪いという。[6] 厚生省やマスコミはこれらの事実を伝えているであろうか。

以上述べてきたようなことから、介護保険制度により供給される介護サービスは、施設に入所するのも難しく、在宅サービスも十分でないという極めて不完全なものになる可能性が高い。介護保険制度の導入によって、低所得者や老人、重病人など、いわゆる弱者は、ますます苦しい立場に追い込まれることになる。介護保険制度も、明らかに社会保障制度のリストラ、解体のための手段の一つであることが読み取れるであろう。

弱者に対して優しい社会が、人間としての精神性、徳の高い社会と言えよう。しかし、今日の日本の状況を見ている限り、抗し難い力によって、全く逆の方向に流されていくように思えてならない。

この介護保険の実態をよく把握して、私たちは来るべき困難な時代に備えてゆかなくてはならない。元気な老後を迎えるための健康法の実践の意義も、そのあたりに見い出せよう。

〔参考文献〕

（1）伊藤周平「介護保険のすべて上・下」『熊本保険医新聞』一九九七年一一・一二月号
（2）平成九年版厚生白書
（3）二木　立『介護保険論争の中間総括』社会保険旬報一九一七号、一九九六年七月二一日

（4）伊藤周平『介護保険　その実像と問題点』青木書店、一九九七年
（5）手島敏樹「特養ホームからみた介護保険の問題点」『月刊保団連』一九九八年四月号
（6）斎藤義彦『そこが知りたい公的介護保険』ミネルヴァ書房、一九九七年
（7）「介護保険法が成立」『朝日新聞』一九九七年一二月一〇日朝刊
（8）『老人保健医療福祉の国際比較』日本社会事業大学、一九九四年
（9）橋本行生「日本の病院の病床の質と量の変化について」『月刊むすぶ』三二四号、一九九七年一二月
（10）厚生省高齢者ケアサービス体制整備検討委員会監修『介護支援専門員標準テキスト第1巻』長寿社会開発センター、一九九八年

5　寒い夏

一九九三年一〇月二三日、岩手県水沢市へ行く。岩手県の米の凶作は深刻であった。友人のI氏のところでは一反当たりの収穫は一俵であるということであった。それでは自家用に食べるだけで精一杯であり、商品として売るものはない。米によって得られる収入は今年はゼロということになった。

胆沢町《いさわちょう》の山側へ行くにつれ、田圃《たんぼ》の中に刈り取った稲が積んである〝ほにょう〟を見ると、稲穂に実はなく、米作は全滅であった。穂先が垂れずに真っすぐ立った実のない稲が、まだ刈り取られずに放置してあった。無収穫の稲刈りは気が重くやりたくないが、来年のためには刈らざるを得ないという。藁《わら》をも利用することになるが、藁の背丈は短い。

農家が自家用の飯米を確保することができない年となった。町の米屋にも米は十分なく、ふだんのお得意さんではない農家には米を売らない。致し方なく、飯米のない農家は値上がりした米をスーパーマーケットで少しずつ買う。衣川村では、村が農家に飯米を斡旋《あっせん》することになったという。

驚くべきことに、農家には米の備蓄がないのであった。良い米は商品として売り、自家用の飯米は屑《くず》米であったから、屑米の古米は美味しくないので備蓄しない。化学肥料、除草剤、殺虫剤等を安易に使いさえすれば米は毎年とれるに決まっている、と人々は高をくくっていた。

北半球各緯度帯の平均地上気温は上昇しているといわれるが、それは冬の気温のことであり、夏の気温は必ずしも上昇していない。夏の気温のわずかな低下は農作物に大きな打撃を与える。冷害をもたらしたこの夏の天候は、今後はつづかぬという保証は全く無い。現代はまだ小氷河期に位置づけられる。自然の寒冷化傾向が、人工的な温室効果によって相殺されるか否かは未解決である。どうして良いのかわからないというのを除けば、人々の反応は大別すると二通りあるように思われた。

(1)　このうえ米が自由化され、さらに安い米づくりが要求されるという見通しがあるので、農業を継続することに悲観的になる。今までの農業のやり方、農家の現状ではもうやっていけない。田畑を売って都会へ行きたい。

(2)　たとえ米が自由化されても、化学肥料と農薬を使わず冷害にも強い良質の米を生産し、それを適正な価格で買ってくれる人々との契約によって自分の信念に基づく米づくりをつづける。外国産の安い米より高くても良質な国産米をこそ求める消費者は必ずいる。

(1)のような人には、都市文明というものがもはや崩壊しつつあるという認識がない。今の日本は、かつて経験したことのない大きなデフレという不況の真《ま》っ只中《ただなか》にある。都市の華やかな表面だけを見ていればわからないが、日本経済は奈落の底に向かって確実に落ちつつあると私は考える。不況の底が見えたとか希望的観測を評論家が述べるが、もはや景気は回復しないと私は思う。次第に我々は生活水準を引き下げざるを得ず、やがて耐乏生活を強《し》いられるようになると私は予想する。

生活をぎりぎりに切り詰めれば、最後は食糧の確保にゆきつく。都市は生活の困難な場所となる。このようなやや長期の展望を持つことができれば、農民が田畑を処分して都会に出るという発想は時代遅れであり、自殺行為であり、愚かなものであることがわかる。

日本の集約的な農業によって生産される米とは桁違《けたちが》いに安い東南アジアの米や、アメリカの大規模農業による農薬漬けの米が、殴《なぐ》り込みのようにして日本に入ってくるとしても、それは一時的なものであると私はみなす。アメリカの農業自体も、政府の誤れる強力な農業管理政策（補助金）によって破壊されつつあり、自滅の道をたどっているという。アメリカの農業は非常に脆《もろ》い基盤の上に立っているのである。

日本への外国からの安価な米の輸入は決して長続きするものではない。アメリカの旱魃《かんばつ》によっても、世界的な食糧不足によっても、あるいは政策的にも、遠からず米の国際価格は高騰する。その高い米を買う国力は、その時の日本にはすでに無い。

日本に対する執拗《しつよう》な米自由化の要求は、安価な米を売りたいから為《な》されているのでは決してない。問題は米が安いか高いかということでは決してない。それは二千数百年来、日本の社会構造を根底から支えてきた米づくりを崩壊させることによって、日本の既存の社会構造を根底から破壊しようというもくろみである。かくして、主食の米の自給力を喪失《そうしつ》せしめられた日本人の前途にあるものは食糧難であり、民族の奴隷化である。

このような見通しを持つことができるならば、心ある日本人は決して米づくりを放棄してはいけない。今は忍耐のときである。ただ目前の経済的効率のみを追求せず、化学肥料・除草剤・殺虫剤を使わずに冷害にも虫害にも強い土作りと米作りを研究し信念をもって続けなければならない。農薬漬けの輸入米にくらべたとえ当座は価格が高くても、良質な国産米を買い支える同胞が必ずいる。消費者が生産者に前金を渡してでも契約栽培をするのである。それが消費者も生産者もともに生き延びる唯一《ゆいいつ》のみちである。

我々庶民はこの冷害を好機ととらえ、広い視野と的確な見通しをもって、来るべき国家存亡の危機に対処しなければならない。

私の住む暖かい九州では、この年の米については凶作ではなかった。それだけに危機感は薄い。相変わらず、化学肥料と農薬による、ひ弱な稲作が続けられるであろう。それはむしろ禍《わざわい》である。天は、東北において試練を与え人々をして覚醒せしめ、早めの備えを促されたものと思わされる。

村の人々とともに一〇月二四日の夜は岩手県、秋田県、宮城県の県境にある栗駒山の渓谷の〝駒の湯〟に泊まった。昔は、夜具を持って馬の背に揺られ山越えをし、谷すじに沿ってここへ湯治に来たという。

表示によれば〝駒の湯〟は、元和《げんな》三（一六一七）年の発見以来三八〇年、今も絶えることなく湧出しつづけ不変である。泉質は含石膏硫化水素であり、PH五・三四と酸性である。湧き出た湯がそのまま使われており、ぬるいけれども加熱されていない。浴槽は木製であり、かなりの勢いで湯は浴槽へと流れこんでいた。畳三枚くらいの小さな浴槽には、湯の華《はな》が舞っていた。

ぬるい湯であるから長時間入ることができる。体は芯《しん》から温まるので良い。人の皮膚は弱酸性である。したがって弱酸性の温泉は人間の皮膚には至適である。弱アルカリ性の温泉に入ることによっても、アトピー性皮膚炎は改善される。弱酸性の温泉であればなおのこと、アトピー性皮膚炎の治療には最適である。酸性の温泉では石けん（強アルカリ性）は使用できない。

〝駒の湯〟の洗い場には石けんはなく、人の肌の垢《あか》はただこすれば落ちるのであった。それが皮膚には良いのであった。新しい湯は不断につよい勢いで流入し流出しているから、人々の垢は流れ去り湯は澄んでいる。数百年もの間、湯治はそのようにしてつづけられてきたのであった。渓谷の紅葉は鮮やかであった。

6　明日のためにすることは何か

病気は自分で治す

大多数の高齢者は貧しい。高齢者所帯の貧富の差は拡大している。健康保険における老人をはじめ患者の自己負担分は今後年々増加する。医療給付内容は制限される。長期にわたる手のかかる病人の入院は敬遠される。良心的な医療は益々衰退していく。社会保障は急速に解体されている。病気になったら病院へ行けばよい、医者にかかればよいといった甘い考えは通用しなくなるであろう。

国民は健康法を研鑽《けんさん》し自衛せねばならない。ガンの予防とその全身療法は、脳卒中その他の成人病の予防をも兼ねる。それは患者自身がすることであり、患者が主役である。具体的な方法についてはこれまでにも述べてきたし、小著『家庭医療事典』『あなたこそあなたの主治医』『いっしょに治るいくつもの病気』（以上農文協）等も参照していただきたい。

迫り来る食糧難

食糧難は仕組まれている

農地つぶし（転用）、パン食や麺類の普及による米離れ（米余り）、強制的な稲作の減反、強制的な米の輸入、小麦大豆等の国内生産力の破壊と輸入依存などにより、食糧の自給率が政策的に低下させられている（一九九三年度で供給熱量自給率三七％、穀物自給率二二％）。また、九六年度は実質ベースで見た純輸出額は赤字に転落する（加藤進「景気観測」『エコノミスト』一九九五年五月二二日、毎日新聞社）ことも報じられた。

すなわち日本国内での食糧の自給をできないようにさせられ、その一方で外国から食糧を購入する経済力を喪失せしめられつつあるということである。

間もなく半世紀ぶりに日本にも食糧難が到来するだろう。最悪の食糧難のシナリオは、食糧の供給量が絶対的に不足し、経済恐慌により食糧を購入するための通貨が機能しなくなる場合である。

ガット（GATT・関税及び貿易に関する一般協定）およびWTO（世界貿易機構）の実態は極めて不公平である。日本の米の輸入はガットによって義務づけられた（その後九九年より関税化に移行）。一方、アメリカ議会はガットを批准せず、アメリカは厳密にはガットの規制を受けない。その上アメリカのみが、加盟国の三分の二の同意を得た場合にはガットの義務を免除するという二五条ウェーバーの例外措置を受けている。アメリカの農産物ウェーバーは無期限包括的であり、アメリカの国内法で指定された品目は自動的に輸入制限の対象となる。世界最大の農産物輸出国であり、最高の農業生産性を持っているアメリカのこの特権性は、自由貿易の自由というのは、弱肉強食の自由であるという欺瞞《ぎまん》を示して余りある。

日本及び世界の飢饉は、天災によるのみならず政策的にもたらされるのであるが、その時、飢饉の真の原因が政策にあることは伏せられ、専ら天候不順によるものと宣伝されるのではないだろうか。

食糧難の自然的要因

山川修治「小氷期の自然災害と気候変動」(『地学雑誌』一〇二巻二号、一八三頁、一九九三年)他によれば、食糧難の自然的要因として次のようなものが考えられる。

(1)　火山大爆発後の成層圏エアロゾル(二酸化硫黄他)の増大によるパラソル効果で気温低下

(2)　周期的な太陽黒点数の減少と太陽活動の衰退

(3)　ENSO(エルニーニョ南方振動)

(4)　雪氷変動

(5)　温室効果ガスの増加

(6)　オゾン層破壊(植物・農産物の光合成能の低下)

以下これらのうち、主なものについて述べる。

火山の大噴火

火山の噴煙の規模は、ＤＶＩ指数（Dust Veil Index）で表わすことができる。これは、一五〇〇年から一九六〇年代までの主要な火山噴火の記録をたどり、それぞれの噴火による煙や灰、塵がどのくらい地球の大気に影響を与えたかを推測して、指数で表わしたものである。一八八三年のクラカトア火山（インドネシア）の噴火の噴煙指数を一〇〇〇として基準におき、これとの大小で他の噴火の規模が示されている。

一七八三（天明三）年の日本の浅間山（ＤＶＩ六〇〇）、アイスランドのラキ（ＤＶＩ二三〇〇）の相次ぐ大噴火は、細かい灰砂を含む青い霧を噴き上げ、そこから成層圏まで舞い上がる硫酸エアロゾルによるパラソル現象をもたらした。地表に届くはずの太陽熱はさえぎられ、世界のいずれの地域でも年平均気温はほぼ摂氏一度下がり、元に戻るのに二、三年を要している。年平均気温が一度下がるということは、農作物の種類によってはその年に完全に生育できなくなるほどの重大な事態を意味している。我が国における天明三年から四年にかけての大飢饉は、多くの餓死者をだす大惨事となった（上前淳一郎『複合大噴火』文藝春秋、一九九二年）。

また、一八三一年のフィリピン・バブヤン諸島火山の噴火（ＤＶＩ三〇〇）からニカラグア・コセイグア火山の噴火（ＤＶＩ四〇〇〇）にかけての噴火の群発は、天保の大飢饉（一八三一〜三七）をもたらしたといわれる。

さらに一九八二年のエルチチョン火山、一九九一年のフィリピン・ピナトゥボ火山の噴火も、世

図18　過去400年における冷害の生起回数の推移

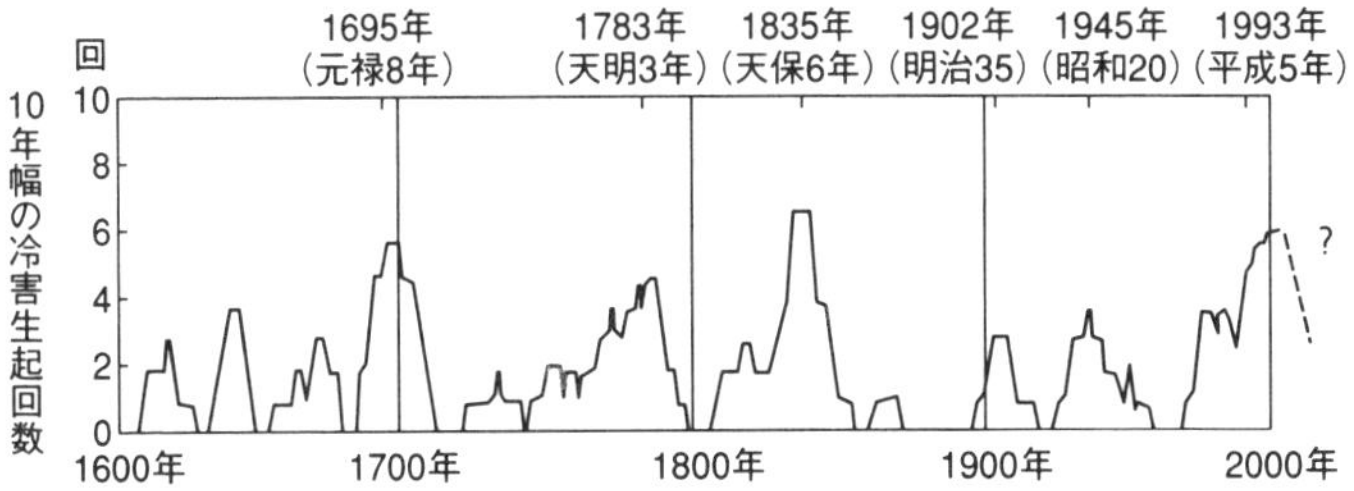

界の平均気温の低下をもたらしたとみる説がある。

地球温暖化が顕在化しつつあった一九八〇年代以降は、火山が噴火してもなかなか気温低下には結び付きにくくなってきたことも指摘されている。しかし、これからもDVI値の高い火山の大爆発はいつ起こるかわからない。起こればそれが直ちに気温の低下につながり、農産物の凶作となる可能性をはらんでいる。食糧の備蓄は、火山が爆発してから着手しても間に合わない。

氷河期の到来

現在の後氷期はそろそろ終わりに近づいている。二酸化炭素の増加による温室効果も次の氷河期の到来を止めるだけの力はないのではないだろうか。ミランコビッチの氷期モデルの理論によれば、氷河期はこれからも何度も地球に到来するとされている。

地球は自転しながら太陽の回りを公転する。しかし、この地球の運動にはゆらぎがあり、地球は約四万年周期で自転軸の傾きを変えると同時に、約二万年周期でコマのような首振り（歳差）運動を繰り返している。また、公転軌道の離心率（太陽を回る楕円軌道の理論値からのズレ）のほうも約一〇万年および四〇万年周期で変化していることが確認されている。ミランコビッチはこれらの組み合わせで、太陽エネルギーの量は周期的に変化することを明らかにした（吉岡安之『天変地異を科学する』日本実業出版社、一九九五年）。氷期の周期性には、これらのような太陽系内の要因の他に、銀河系内を公転（周期二億年）している太陽系が遭遇する星間雲に含まれるダストによる太陽熱の遮蔽効果が気温低下の要因となること（薮下信「星間雲との遭遇で冷える地球」『科学朝日』一九八五年三月号）等々も考慮しなければならない。

後氷期はおよそ一万年程度しか続かないが、地球の歴史の中でこんなに後氷期の寿命が短いのは、この状態が気候の変化にずっと敏感であるからである。後氷期はそれが始まってから、雪のない地表が太陽からの熱を吸収し、氷河が成長するのを防いでいる間しか存在し得ない。ミランコビッチの論文の主旨は、厳しい冬がなくなって冷夏が始まるという現象は氷期が始まるための必要十分条件である、という点にある（エリクソン・長本英俊訳『大氷河時代』オーム社、一九九二年）。

超異常気象と冷害の群発

気候の体制が次の異なった体制に移り変わっていく遷移期間内に、旱魃・豪雨・冷夏・酷暑・厳冬・暖冬・強風等の何百年何千年に一度の極端な稀な異常気象が現われやすい（根本順吉『超異常気象』中公新書、一九九四年）。現在はこの遷移期間に入っている可能性がある。

冷害は群発する。一五年くらい冷害のない年が続いた後、約二五年間頻繁に冷害年が続く。大きくはこのパターンを三〇年ないしは四〇年周期で繰り返している（宮本硬一「近代稲作における冷害の群発と地域性」『農業技術』四八巻一〇号、一九九三年）。ただ今、夏期低温年が群発中であるという（図18参照　棟方研「平成五年大冷害の実態と術的分析」。『農業と経済』一九九四年二月）。

凶作ないし大凶作年をあげると、以下の通りである。一九〇二年、一九〇五年、一九〇六年、一九一三年、三一年、三四年、三五年、四一年、四五年、五三年、七六年、八〇年、八八年、九一年、九三年。

一九九三年の凶作の後、九四年から二〇〇〇年まで六年つづいて冷害年ではなかった。しかし今後はどうなるかわからない。豊作の年にこそ米を備蓄して、凶作の年に備えなければならない。稲が冷害で不作の年は、コムギは豊作といわれる。コムギは常時植えるべきである。サツマイモは救荒食《きゅうこうしょく》である。冷害再来に備えての対策を常日頃の稲作において積み上げていく必要がある（田中稔『稲の冷害』農文協、一九八六年。日本農業気象学会『平成の大凶作』農林統計協会、一九九四年。石川武男編『平成コメ凶作』家の光協会、一九九四年。農文協編『冷害に勝つイネつくり』一九九四年）。

冷害に備えた稲作は、増収をもたらし倒伏しにくい等、平常時にも有益であるべきである。

食糧を自給し備蓄する

被害局限措置（Damage Control・ダメイジコントロール）という考え方

これまでの食管制度下では、全面的な国家管理であるにもかかわらず、備蓄という概念は必ずしもはっきりしていなかった。これに対して新食糧法では「生産調整の円滑な推進、米穀の供給が不足する事態に備えた備蓄の機動的な運営」（第二条）のための政府買入を行なうとして備蓄概念を明確化するとともに、その量についても「備蓄の目標数量は一五〇万トンの確保を基本」（食糧庁「主要食糧の需給及び価格の安定に関する法律案について」）とするというように一定の限度が設定された。この政府備蓄に加えて、民間備蓄として自主流通法人の行なう備蓄及び調整保管が義務付けられている。

これら三段構えの備蓄のシステムのうち前二者は一年間保管したうえ古米として売却し、新米と差し替えることとなっているから、回転棚上げ併用方式である。これは従来の政府の無制限買入制度に備蓄用買入という限定数量制の枠をはめることによって、財政支出の増大を抑え政府の最低価格支持の義務を放棄したものである。米価の暴騰対策は潜在的に用意されているとみてよいが、暴落対策はない。あるのはわずかに自主流通法人（全農等）に対して「調整保管（米穀の生産量の増大により供給の過剰に対応して必要な数量の米穀を在庫として保有することをいう）を行」（第二十九条第二項）なわせるという規定だけである。

米価の暴落を食い止める装置は新食糧法により取り払われた。従って今後米価の下落は避けられない（佐伯尚美「新食糧法を読み解く鍵」『日本の米を考える2・新食糧法と激変する米流通』家の光協会、一九九五年）。

一方、一五〇万トンの備蓄量とは国民をわずか一、二カ月養う量でしかない。一九九三年の国民一人当たり一年当たりの精米の平均消費量は六九・二キログラムであるが、コムギの一人当たりの純食料は三二・二キログラムである。このような状況下で九三年の米の総需要量は一〇四八万トンであり、豊作（九四年産）米の収穫量は一一九六万トンである。もし世界の穀物供給量の絶対的不足や国際価格の高騰によりコムギの輸入が困難となれば、コムギの分国民は米を食べねばならない（因みに九三年度のコムギの輸入量は五六一万トンであり国産は合計量のわずか一〇％の六四万トンである）。コムギの消費量を単純に米に置き換えると国民一人当たり一〇一・四キログラムの米が必要となり、単純に比例計算をすると一五二九万トンの米が必要となる。一五〇〇万トン近い収穫量といえば過去、減反以前の一九六七年、一九六八年の豊作時の一四四五万トンである（参照『日本農業年鑑』家の光協会、一九九六年）。

しかし増産を必要とする時になってすぐ、転作された田や耕作放棄された荒廃せる田圃を復元させることは困難である。

新食糧法における備蓄論には、輸入食糧が激減する事態及び天候不順でコメの凶作（九三年の米の収穫量は東北六県で前年比マイナス四三％であり、全国で七八一万トンしかなかった）という事態に対処するコメの国家備蓄の考え方は欠如している。

豊作であれば稲作の減反を強制し、不作であれば米を輸入させる。その農業政策の背後には、いずれにしろ日本人の主食である米の自給態勢を破壊するという強い一貫した意志の存在が認められる。パン食の強制から始まり、稲作の減反を強制し、米の輸入を強制し、農業の後継者が育たないようにする等の基本政策がとられ、今や日本の農業は崩壊寸前であると識者たちによって叫ばれている。いま六〇～七〇歳代の昭和一桁の世代が現役から離れてしまうときが日本の農業の崩壊するときであり、それは時間の問題である。相前後して飢饉が到来する。飢饉は計画されているのである。

したがって我々は極限的な事態である飢饉に焦点を合わせ、備えなければならない。それは食糧の備蓄である。やがて一片の紙切れと化す貨幣を貯めるような愚かなことをせず、食糧の備蓄が大切であるという考え方は、国際情勢を正しく認識したうえでの危機感がなければできない。国家はむしろそのような危機感を国民が持たないように、国民の関心をどうでもよいようなものへとはぐらかし続けている。すでにこの国が独立国家でなくなってしまってから、五〇年がたっていることを忘れてはいけない。我々は健康と病気直しにおいて自衛するとともに、食糧の確保においても自衛しなければならない。

前述したように計画的に飢饉は仕組まれていると考えられるが、もともと飢饉は天候不順によるものである。そして天候不順は織り込み済みでなければならないのであった。

有名な天明の大飢饉の状況を書き残した、八戸藩御蔵奉行北田友山の書といわれる『天明凶蔵録』の序に曰く、「それ飢饉は古より往々ありしも、何の年に凶作という定まりなし。国に三年の貯えなきは国、その国にあらず。必ず九年の貯えあるべきなり。かかることを弁えず奢りに長じ、表を飾り、内空しく米穀の貯えなく、さらに米穀の金銭より貴きを知らず、はたと凶年にあい、縦横食絶えて餓死幾千万人、人世荒年の災いより甚だしきはない。後人この書によりて飢饉の備なくんば必ず近き憂あらん。」（田中稔『稲の冷害』農文協、一九八二年）。すなわち飢饉論は備蓄論である。

田中稔氏が前掲の本を書いたのは、一九八〇年の大冷害がきっかけであった。そしてさらにこの後、八八年、九一年、九三年と冷害は起こっている。冷害は必ず今後も来る。飢饉を研究した本を調べ、冷害による米の凶作の検証をすることは刺激的である（中島陽一郎『飢饉日本史』雄山閣、一九七六年・石川武雄編『検証平成コメ凶作』家の光協会、一九九四年。日本農業気象学会『平成の大凶作』一九九四年）。

伝統的な冷害地帯である東北地方にくらべ、西日本の農民たちは冷害には全く無関心のようにみえる。しかし冷害対策と、九州に多い台風の風による倒伏に備える対策とは、しっかりと大きく張った根を持つ稲を作る等々の点で共通している、と考えられる。西日本の農民たちも東北の対冷害技術を学ばなければならない。

いつ来るかわからない冷害に対して常に備えるということは、被害局限措置（Damage Control・ダメイジコントロール）という考え方を持っているということである（橋本行生「失敗に学ぶ」『病いを知り己れを知る』農文協、一九九四年）。飢饉に対して備えるところの食糧の備蓄も、被害局限措置である。それはもともと戦略論の一つであるけれども、基本的なものの考え方・生き方として一種の哲学であるともいえる。大局的な立場に立って目先の利害得失にとらわれず、先の見通しを得るためには、哲学がなければならない。豊作の時にこそ備蓄すべきである。従って、このような考え方・哲学を持とうとしても持てなくなる、借金経営はすべきでない。

自給自足

世は有機野菜ブームであるといわれ、有機農産物の基準作りや認証制度の導入などの議論が賑やかである。しかし、絶対的な農業人口の激減や食糧自給率の低下に目をつむり、全流通量の一〇％にも満たない有機農産物の生産・流通に規制をもうけようという議論は、問題点のすり替えのように思えてならない。

来るべき食糧難に備え、出来る人は食糧の自給態勢を作り、出来ない人は無農薬栽培の農産物の良心的な生産者と直結していくしかない。消費者は生産者との関係を豊作の時からつくっていかなければ、食糧難になってから慌てても手遅れである。我々は、国産の無化肥無農薬栽培の米や野菜、お茶、未精製の食用油等を常用していく生活を確立し、来るべき艱難辛苦《かんなんしんく》の時代を乗り切らなければならない。

米を家庭で備蓄するための方法

国家が備蓄しなければ、組織あるいは個人で備蓄しなければならない（備蓄用倉庫収容力：農協六九・四％、政府一・五％）。農協の低温倉庫は少なく、大部分である常温倉庫に籾《もみ》を備蓄することはできる。かつて農家は、米を籾で保存した。個人備蓄である。新米を備蓄しながら、古米から食べて回転させていた。したがって年がら年中古米を食べることになる。しかし今や生産者自体に、米を備蓄するという考え方が欠如してしまった。それは食管法という傘があってのことであった。しかも米の自由化後は、売ることをのみ煽《あお》られているように見える。これはおかしい。我々は来たるべき食糧難を視野に入れて、豊作であれば一部を備蓄にまわすというような考え方を持たねばならない。

消費者個人は倉庫どころか、物置すら持っていない。都市部の消費者の個人備蓄は如何にして可能か。玄米でも白米でもよい、籾すり直後に封入すれば一年経っても新米の味を保つと同時に、コクゾウムシにやられないという袋が考案されている（岩澤信夫「玄米でも白米でもふつうの倉庫で美味しさそのまま」『現代農業』一九九五年一一月号）。一袋三〇キロ入りのこのレーベントバックを家庭の板張りの上に積んで、都市部の消費者が米の備蓄をすることができる。籾すり直後にこのレーベントバックに米（無化学肥料・無農薬）を封入して、消費者が家庭で一年分かそれ以上の米の備蓄をすることが可能となった。

日本不耕起栽培普及会会長の岩澤信夫氏によれば、レーベントバックはシリコン・チタン・白金などの光触媒をポリエチレンに練り込んだ特殊な袋で、封入した米の水分変化は〇・二パーセント減程度だそうだ。普通、常温管理の米は気温の変化等により含水量を変え、糠《ぬか》層に含まれる脂肪酸は時間と温度により酸化するという。食味を守りつつ米を保存するには、四季のはっきりしている日本ではこれらの問題がネックとなっていた。レーベントバックは非常に画期的な発明であると言えよう。

備蓄は、日頃の損得勘定の思考から抜け出さない限りは、理解することも行動に移すことも困難であろう。永世中立国スイスでは、「民間防衛」と題する三〇〇ページを越える書籍を全世帯に配布し、あらゆる危機を想定したシナリオと対応策を詳細に指示している。今すぐ買って一定の時期ごとに取り替えること、と脚注された『二カ月分の必要物資』の欄には、なぜ備蓄しなければならないのか、何を、どこへ、どのように、と親切に指導がなされている（橋本行生・有元泉「有事に備える」診療メモ二四九『月刊むすぶ』ロシナンテ社、一九九七年三月号）。

個人的な貯えは、次のような場合を想定してなされなければならないという。「輸入が妨げられた場合、動員または戦争のため国内の物資供給が混乱した場合」「配達の禁止または販売の凍結のときから、物資供給が開始されるまでの間」「万一の用心のため避難所に入った場合」「危急が去った後、避難所を出てから住民への物資の供給が再び確保されるまでの間」。これらの場合に食いつなぐための準備が備蓄である。ここには、政府や地方自治体に頼る姿勢は全くない（山口比呂志『日本崩壊』サンケイ出版、一九七八年）。

安易なプラス思考ブームに惑わされず、我々は危機管理の考え方を心身ともに身につける必要がある。

あとがき

世は健康ブームと呼ばれ、○○健康法・○○療法と名の付くものが溢《あふ》れている。ここ数年の間に行なわれた健康保険制度の改正による患者自己負担の増加など公的医療保険制度の後退や長引く不況が、人々が健康の自衛をしようという意識を持つことを加速させているのかもしれない。

書店の家庭医学書コーナーを覗《のぞ》いても、「万病に効く」とか「ガンを消す」というような言葉を冠した題名の本が目につき、ついこれらに手が伸びてしまう。これらの本を開くと、手遅れであると「言われていた」ガンが消失したり、手術が不要になったりの治験例が誇らしげに並んでいる。こういった本が、今良く売れるのだろう。しかし多くは画像診断の結果のみならず、治療前・治療後の腫瘍マーカーや細胞性免疫能検査等のデータは記載されておらず、何をもって「治った」と判断するのかの基準も明確にされていない。つまり、科学的根拠に欠けているように思われる。また、ガンという病気の性質上その治験例には、何年たって再発していないという記載も必要であるが、それらも等閑《なおざり》にされがちである。

それにも拘《かか》わらず、「万病に効く」という治療法に光を求めて、治り難い病気になった患者さんたちは指導者のもとへと集まってくる。ある人は幸運にして救われ、また多くの人は裏切られ、失望してそこを去って行くのであろう。うまくゆかない患者さんは黙って去っていくので、その指導者には失敗例がわからない。失敗例の検討がなされていない、うまい話には虚構がつきものである。

ガン治療における「免疫療法」もまた、そういう意味では誤解されていると言えよう。ある人は過信し、またその一方ではあまりにも無視されている。末期のガンや患者さんがそれを強く望む場合を除き、手術や他の全ての化学療法を拒否して免疫療法だけに賭けることには必ずしも賛成できないが、免疫療法の良さを全く知らないで終わるのも不幸なことである。我々の所で行なっている免疫療法は、必ずしも万能ではないが多くの利点がある。その効用と限界を十分理解したうえで行なえば、患者さんにとって大変プラスになるものである。

さらに、本書で述べてきた広義の免疫療法は、健康法として何もないうちから開始されるべきものであった。

我が国の公的医療保険制度の財政は年々逼迫《ひっぱく》してきており、患者自己負担の増加や使用できる薬剤の制限、介護保険制度の導入など、社会保障制度は徐々に解体されつつあるという認識を我々はもっている。ぼんやりしていると、我々はある日突然、自分の体は自分で責任を持たなければならない時代に、放り出されることになってしまうであろう。

本書は、ガンに対する免疫療法を中心に、我々が自らの意志や力で諸病を予防・治療するための考え方や、その他埋もれている有用な民間療法などについて、診療上の具体例を示しながら述べたものである。症例にはできるだけ検査のデータを記載するようにした。このために、一部内容が専門的になっているような印象を受けられるかもしれないが、その点お許し頂きたい。

患者としての自立というテーマは自ずから人間としての自立にまで広がり、公的医療保険制度の解体や食糧問題をはじめとする危機管理についても言及することになった。二年間の橋本内科医院勤務で、根気強く免疫療法を続けておられるガンをはじめとする諸病の患者さんたちと接して学んだことは、プラス思考という名の希望的観測の上に胡座《あぐら》をかき、危機に瀕してから慌てるのではなくて、予想される危機に備える生き方であった。

ある日突然ガンが発見され、人生における最大のピンチに立たせられるという人は後を絶たないし、決して他人事ではない。本書が、安易な○○療法ブームや攻撃療法に偏ったガン医療に疑問を感じ、自ら納得のいく治療の方法論を模索しておられる方々のお役に立てば幸いである。

なお多々良は、第四章の「医療ビッグバン」と「介護保険はあてにできない」の本文を担当させていただいた。

本書の原稿は一九九八〜一九九九年につくられたが、諸般の事情で出版は二〇〇一年となった。そのために当初用いられた図表をはじめ諸統計、データはやや古いものとなっている。しかし、論じている問題の本質と傾向に変わりはないと思われるので、大半はそのままにして校了とした。悪しからずお許しいただきたい。

出版のチャンスを与えて下さったロシナンテ社の四方哲氏、再三の校正に根気強くお付き合い下さった緑風出版の高須次郎氏に深く感謝の意を表したい。

多々良克志

二〇〇一年三月

【著者紹介】

橋本行生（はしもと　ゆきのり）＝本籍名　橋本行則、熊本市水前寺2-25-16、1935年生まれ、本籍熊本県。1960年、熊本大学医学部卒、同大学院およびオーストラリア・モナシュ大学で電気生理学専攻、東大医学部物療内科、社会福祉法人毛呂病院（現埼玉医大）第二内科、国立東静病院内科、岩手県衣川村国保診療所を経て、1974年より大阪府枚方市で橋本内科医院・みずほ漢方研究所、1991年より熊本市で橋本行生内科を開設、現在に至る。

〈著書〉

『病気を直すのは誰か』（創元社）、『あなたこそあなたの主治医』（農文協）、『治療学への提言』（創元社）、『病気は自分で直す』（三一書房、『病からのひとり立ち』（三一書房）、『家庭医療事典』（農文協）、『病気を治す着眼点』（柏樹社）、『医療をささえる死生観』（柏樹社）、『病いを知り己れを知る』（農文協）、『いっしょに治るいくつもの病気』（農文協）、『魂が救われるために』第一巻～第五巻（自家出版）

多々良克志（たたら　かつし）＝本籍名　釪克志、京都府船井郡八木町船枝、1960年生まれ、本籍島根県。1984年、広島大学経済学部卒。会社勤めの後、1989年より有機農産物の販売業を始める。1997年より橋本内科医院(枚方市)勤務。99年より社会福祉施設職員。

私《わたし》こそ私《わたし》の主治医《しゅじい》　　定価2200円＋税

2001年4月15日初版第1刷発行

著　者　橋本行生、多々良克志
発行者　高須次郎
発行所　株式会社 緑風出版
〒113-0033 東京都文京区本郷2-17-5ツイン壱岐坂102
☎03-3812-9420　FAX 03-3812-7262　振替00100-9-30776
E-mail:nfo@ryokufu.com
http://www.ryokufu.com/
装　幀　堀内朝彦
組　版　M企画
印　刷　長野印刷商工／巣鴨美術印刷
製　本　トキワ製本所
用　紙　山市紙商事　　E1500

ISBN4-8461-0103-7　C0047